Günter Weigel, Heilpraktiker

Dunkelfeld-Vitalblutuntersuchung

nach Prof. Dr. Enderlein

Praxisleitfaden

Lehrbuch der Dunkelfeldmikroskopie für Anfänger und Fortgeschrittene

mit 140 Original-Dunkelfeldbildern
aus eigener Praxis

aktualisierte und erweiterte Auflage

Semmelweis - Verlag

2016

Vorbehaltserklärung

Dieses Buch ist dazu bestimmt, Information über die behandelten Themen zu vermitteln. Dieses Buch soll lehren und unterhalten. Weder die Autoren noch der Verlag sind im Falle eines Verlustes oder Schadens, der direkt oder indirekt durch die in diesem Buch enthaltenen Informationen verursacht sein könnte, irgendeiner Person gegenüber verantwortlich oder schadenersatzpflichtig.

Disclaimer

The purpose of this book is to provide information about the use of SANUM preparations for a wide range of medical problems. However, illness can be highly unpredictable, and the best possible expertise should always be consulted. No liability is accepted by the author and publishers for any claims arising from the use of any remedy or prescribing strategy discussed here.

Herausgegeben durch den Semmelweis-Verlag, D-27316 Hoya

Buchumschlag von Y. Harste

Printed in Germany by Druckerei Adam Prettenhofer GmbH & Co. KG

2. Auflage 2016

Ich liebe, was ich tue

Claudio Abbado
Dirigent

**Wo kämen wir hin,
wenn alle sagten, wo kämen wir hin,
und keiner ginge, um zu sehen,
wohin wir kämen, wenn wir gingen?**

Kurt Marti
Schweizer Pfarrer und Schriftsteller

Dank

Es ist mir ein aufrichtiges Bedürfnis, hier an dieser Stelle all denen zu danken, die mir geholfen haben, die großartigen Möglichkeiten der Dunkelfeldmikroskopie in der Praxis zu nutzen:

Franz Arnoul (Heilpraktiker) für die Vermittlung der ersten Kenntnisse in seinen Seminaren und die uneingeschränkte Bereitschaft, seine große praktische Sachkenntnis und Erfahrung an andere weiterzugeben;

Seiner Frau, Dr. Cornelia Arnoul (Heilpraktikerin) für die ersten Einblicke in die faszinierende Welt der Dunkelfeldmikroskopie;

Friedwart Ziegler (Heilpraktiker) für seine große Unterstützung bei der Wahl der richtigen technischen Ausstattung und seine schier endlose Geduld bei auftauchenden Problemen und Fragen aller Art;

Jörg Rinne (Heilpraktiker) für seinen wertvollen Beitrag bei der Diskussion der im Dunkelfeld sichtbaren Phänomene. Es gibt sicher nur ganz wenige, die sich seit vielen Jahren so intensiv mit der Dunkelfeldmikroskopie in Theorie und Praxis beschäftigen und über dementsprechende Kenntnisse und Erfahrungen verfügen wie Jörg. Ohne seine Mitarbeit wäre dieses Buch einfach nicht vollständig.

Frau Dr. Kracke (Tierärztin, Heilpraktikerin) für Ihre unglaublich sorgfältige und intensive Korrekturarbeit und zahlreiche wertvolle Ergänzungs- und Verbesserungsvorschläge, die dem Buch sicher zugute gekommen sind;

und nicht zuletzt den vielen Patienten, die bereit waren, mir ihr Vertrauen zu schenken. Ohne sie wäre es nicht möglich gewesen, dieses Buch zu schreiben.

Mein ganz besonderer Dank gilt aber natürlich auch in erster Linie Prof. Dr. Enderlein für seine geniale Forschung, die sich wie ein roter Faden durch dieses Buch zieht. Seine Arbeit war für mich nie aktueller und lebendiger als heute.

Lörrach, im Februar 2016

Günter Weigel
Naturheilpraxis "Am Lehbühl“
Am Lehbühl 12
D - 79541 Lörrach

Tel. 00 49 (0) 7621 - 949 240
Fax 00 49 (0) 7621 - 949 241

E-Mail: guenter.weigel@t-online.de

http://www.ginkgoblatt.de

Inhaltsverzeichnis

Vorwort

Seit der 1. Auflage meines Buches zur Dunkelfeldmikroskopie sind mehr als 10 Jahre vergangen, 10 Jahre, in denen sich vieles weiter entwickelt hat, vieles aber stehen geblieben und vieles deutlich schlechter geworden ist. Wir hören laufend in den Medien das Loblied der hoch entwickelten modernen Medizin. Tatsache ist aber, dass die Hilflosigkeit genau dieser Medizin bei den zahlreichen funktionellen Beschwerden, die die Menschen tagtäglich plagen, oft erschreckend ist. Antibiotika, Cortison, Chemotherapie usw. und das war's dann auch schon. Der Normalpatient in meiner derzeitigen Praxis hat in der Regel eine jahre-, oft jahrzehntelange Odyssee durch Arztpraxen aller Art hinter sich, ohne irgendwelche Hilfe zu finden. Millionenschwere Apparate sind oft nicht in der Lage, die Krankheitsursachen zu erkennen. Die Menschen sind regelrecht frustriert.

Genau in dieser Situation leistet die Dunkelfeldmikroskopie die Hilfe, die die Patienten erwarten. Ich finde so oft eine ganze Fülle von Störungen und Problemen, auf die ich therapeutisch eingehen kann. Nicht selten gelingt es, mit den erhaltenen Informationen in relativ kurzer Zeit und mit vergleichsweise geringem Aufwand deutliche Verbesserungen zu erreichen.

Das Ihnen vorliegende Buch zur Dunkelfeldmikroskopie hat sich in den vergangenen 10 Jahren als Standardwerk erwiesen und wird daher in vielen Seminaren in Deutschland und der Schweiz als Lehrbuch herangezogen. Für die Neuauflage habe ich in langer, intensiver Arbeit ca. 25.000 Dunkelfeldbilder aus meiner eigenen Praxis durchgesehen und die interessantesten und wichtigsten für dieses Buch ausgewählt.

Ziel des Buches

Die Dunkelfeld-Vitalblutuntersuchung nach Prof. Dr. Enderlein ist - streng genommen - keine wissenschaftliche Methode, sondern beruht auf der Erfahrung der Therapeuten, die diese Methode in der Praxis mit großem Erfolg anwenden. Die im Blut zu beobachtenden Phänomene werden daher teilweise völlig unterschiedlich interpretiert. Wenn man sich neu mit dieser Methode beschäftigt, ist das oft ein großes Problem. Es gibt dann zwei Möglichkeiten: Entweder man lässt sich von vornherein ganz davon abhalten und verzichtet auf die außergewöhnlichen Möglichkeiten der Dunkelfeldmikroskopie, oder man schafft sich doch irgendwann einmal ein Mikroskop und die erforderlichen Zusatzgeräte an und tut sich dann in der Praxis entsprechend schwer damit. Im Klartext bedeutet das: Manch einer schafft nie den richtigen Durchbruch. Das teure Mikroskop wird wieder verkauft oder verkümmert unbenutzt in einer Ecke.

Es ist ganz bestimmt nicht leicht, die erforderliche Sicherheit in der Interpretation der auftauchenden Phänomene zu finden. Auch der Besuch zahlreicher Seminare kann meist keine befriedigende Klarheit schaffen und hilft daher oft kaum weiter. Im Gegenteil, man ist hinterher manchmal noch mehr verwirrt, da die auftauchenden Phänomene meist völlig unterschiedlich interpretiert werden. Lassen Sie sich aber trotzdem nicht entmutigen! Es wird sich irgendwann für Sie lohnen, wenn Sie das wirklich wollen, und Sie werden wie viele andere vor Ihnen erkennen, was für ein faszinierendes Hilfsmittel die Dunkelfeldmikroskopie in der täglichen Arbeit mit den Patienten sein kann.

Allen, die noch zögern, den entscheidenden Schritt zu machen, und denjenigen, die diesen Schritt schon gemacht haben, den richtigen Zugang zur Dunkelfeldmikroskopie aber noch nicht gefunden haben, möchte ich mit diesem Buch Mut machen. Mein Ziel ist es, ihnen eine einfache, klar verständliche und gut nachvollziehbare Grundlage der Dunkelfeldmethode in der Art eines Lexikons anhand zu geben. Wohlgemerkt, auch das letzten Endes nur auf der Basis eigener, langjähriger Erfahrungen in der Praxis und ohne den Anspruch, dabei etwas Vollständiges, Endgültiges zu leisten. Das dürfte bei der Komplexität der Materie auch kaum jemals möglich sein.

Ich werde aber versuchen, alles zu vermeiden, was nicht weitgehend abgesichert ist. Ich werde nichts interpretieren, was sich in der Praxis nicht vielfach bestätigt hat. Was natürlich nicht ausschließt, dass andere Therapeuten das gleiche Phänomen trotzdem ganz anders beurteilen werden. Ihre persönliche, eigene Realität können Sie nur durch eigene Erfahrungen in Ihrer täglichen Praxis finden. Dabei wird es immer entscheidend sein, über welche Ausbildung und welchen therapeutischen Hintergrund Sie verfügen und welches Ziel Sie mit der Dunkelfeldmethode verfolgen. Manche betreiben das mit wissenschaftlicher Akribie. Für mich als Praktiker zählt dagegen nur, was einfach, klar und vor allem praxisrelevant ist.

Mit dem vorliegenden Buch besitzen Sie ein übersichtliches Nachschlagewerk, das Ihnen in der ersten Zeit mit Ihrem eigenen Dunkelfeldmikroskop helfen wird, viele der zahlreich auftauchenden Fragen zu beantworten und so ganz allmählich mehr Sicherheit zu gewinnen. Irgendwann werden Sie dann selbst über genügend eigene Erfahrung verfügen, um die großartigen Möglichkeiten der Dunkelfeld-Vitalblutuntersuchung in vollem Umfang in der täglichen Praxis nutzen zu können.

Ich wende mich mit diesem Buch aber auch an Kolleginnen und Kollegen, die schon mehr oder weniger lange mit der Dunkelfeldmikroskopie arbeiten. Vielleicht kann ich auch ihnen noch die eine oder andere Anregung geben, bestimmte Phänomene einmal aus einer anderen Sicht zu betrachten. Manchmal bekommt man so eine Antwort auf schon lange bestehende Fragen und Unklarheiten. Die Dunkelfeldmikroskopie ist zu komplex, um jemals einfach zu sein. Man muss immer bereit sein, dazu zu lernen.

In diesem Zusammenhang habe ich oft den Eindruck: Je länger und je intensiver ich mich mit der Materie Dunkelfeld beschäftige, desto mehr habe ich das Gefühl, nichts zu wissen. Der bekannte Schriftsteller Martin Walser sagt dazu: „Das Unwissen wächst mit dem erworbenen Wissen!“ Jeder, der sich intensiv mit etwas beschäftigt, kennt das. Ich denke, das lässt sich so begründen, dass man im Laufe der Zeit immer mehr das Bedürfnis hat, der Bedeutung bestimmter Dinge auf den Grund zu gehen, also gewissermaßen hinter die Probleme zu schauen, während man sich am Anfang relativ schnell mit oberflächlichen Erklärungen zufrieden gibt.

Und nicht zuletzt wende ich mich mit diesem Buch auch an die immer größer werdende Zahl von interessierten Patienten, die oft jahre-, manchmal sogar jahrzehntelang, von einem Arzt zum nächsten geschickt werden, dabei Unsummen investieren, ohne eine auch nur halbwegs befriedigende Lösung für Ihre Probleme zu bekommen und so letzten Endes keinerlei Hilfe bei der "modernen" Medizin finden.

Einen besonderen Schwerpunkt dieses Buches bilden die zahlreichen Abbildungen zu sogenannten "Hintergrundbelastungen". Ich verstehe darunter Belastungen aus bisherigen Erkrankungen und eingenommenen Medikamenten. Die rein symptomatische Vorgehensweise der Schulmedizin ist aus meiner Sicht und Erfahrung eine reine "Unterdrückungsmedizin"! Es wird nichts gelöst. Das Verschwinden der Symptome ist keine Lösung. Im Gegenteil: Die Probleme werden nur in den Hintergrund verschoben. Da der Organismus damit nicht einverstanden ist, wechselt er den Schauplatz und produziert neue Symptome an anderer Stelle. Oft sind das dann die Patienten, die sagen: Ich bin nicht krank, aber auch nicht gesund, aber irgendetwas stimmt nicht mit mir. Dazu mehr in Verbindung mit den entsprechenden Bildern.

Zum Schluss biete ich Ihnen meine Hilfe bei der Beurteilung von Dunkelfeldbildern an, mit denen Sie Probleme haben. Schicken Sie mir einfach eine kurze Information über den jeweiligen Fall und die dazu gehörenden Bilder der kompletten Untersuchung per Email (oder besser: per dropbox-Verlinkung), falls Sie über die dazu erforderliche Technik verfügen. Anfragen per Post kann ich dagegen aus zeitlichen Gründen leider nicht bearbeiten! Ich bin immer bereit, die Unterstützung und Zusammenarbeit zu leisten, die mir im Rahmen meiner erheblichen beruflichen Inanspruchnahme möglich ist. Es ist mir sehr daran gelegen, dass auch Sie nach einiger Zeit da ankommen, wo ich nach vielen mühsamen Jahren angelangt bin. Es war auch für mich ein oft sehr schwieriger Weg, aber ich kann mir eine Praxistätigkeit ohne Dunkelfeldmikroskopie schon lange nicht mehr vorstellen. Es ist mir ein großes Anliegen, meine praktische Erfahrung aus mehr als 20 Jahren intensiver Arbeit mit dem Dunkelfeld an möglichst viele Interessierte weiterzugeben.

Einleitung

Die heute in der Medizin üblichen Diagnose- und Untersuchungsverfahren sollen in der Regel dazu dienen, mehr oder weniger klare Hinweise auf Störungen und Erkrankungen von Organen oder Organsystemen zu finden. Als Reaktion auf so gewonnene Befunde und vorhandene Symptome werden den Patienten dann entsprechende Arzneimittel verordnet. Die Krankheitsursachen bleiben dabei weitgehend unberücksichtigt. Da der Organismus damit nicht einverstanden sein kann, entwickelt er konsequenterweise neue Krankheiten mit neuen, oft vielfältigen Symptomen. Auch diese werden dann wieder symptomatisch behandelt und so geht das immer weiter. Aus oft nur relativ leichten gesundheitlichen Störungen werden so im Laufe der Zeit immer schwerere chronische Erkrankungen. Von Heilung kann da leider überhaupt keine Rede sein.

Ein weiteres Problem ist die Tatsache, dass funktionelle Gesundheitsstörungen mit den üblichen modernen Diagnosegeräten und -methoden kaum erkannt werden können. Funktionelle Beschwerden stellen aber den größten Teil der alltäglichen Erkrankungen dar. Die Betroffenen pilgern von einem Arzt zum nächsten und sind irgendwann – oft nach vielen Jahren - nur noch frustriert, weil niemand in der Lage ist herauszufinden, was ihnen wirklich fehlt. Sicher werden auch Sie in Ihrer täglichen Praxis, ebenso wie ich, zunehmend mit diesen Patienten konfrontiert: Alle Befunde bewegen sich mehr oder weniger im Normalbereich, aber dem Patienten geht es alles andere als gut. Die letzte Schlussfolgerung der Schulmedizin ist dann irgendwann, es handle sich um rein psychische Störungen und man verordnet tatsächlich konsequenterweise Psychopharmaka. Der Patient steht dann vor der Entscheidung, diese einzunehmen, oder endlich zu erkennen, dass es so nicht weitergehen kann.

Ich stehe heute nach mehr als 25 Praxisjahren mehr denn je auf dem Standpunkt, dass es - von Ausnahmen in Akutsituationen abgesehen - eigentlich immer nur falsch sein kann, Symptome zu behandeln. Das Symptom ist nur „das rote Warnlämpchen", der Hilferuf des Körpers. Es kann daher nicht darum gehen, dieses Symptom zu behandeln (zu unterdrücken), um es zum Verschwinden zu bringen. Das Ziel der Therapie sollte vielmehr sein, die Ursache der Störung herauszufinden und zu behandeln. Kein Mensch käme auf die Idee, in seinem Auto das leuchtende rote Warnlämpchen als die eigentliche Störung zu betrachten und reparieren zu wollen. Man repariert logischerweise die Bremsen oder füllt fehlendes Öl nach.

Für uns stellt sich daher immer die alles entscheidende Frage: Wie finden wir die Ursache oder die Ursachen der gesundheitlichen Störungen des Patienten? In dieser Situation ist die Dunkelfeld-Untersuchung nach Prof. Dr. Enderlein eine außerordentlich hilfreiche Methode, eine geradezu segensreiche Einrichtung. Ich kenne keine andere Diagnosemethode, die ebenso wie eine Dunkelfeld-Vitalblutanalyse in der Lage ist, einfach, schnell und zuverlässig ein Bild der Problemsituation des Patienten und der dadurch verursachten Symptomatik zu machen. Es ist für mich und die Patienten immer wieder eindrucksvoll und überzeugend, wie es in der Praxis oft möglich ist, bei einem neuen Patienten - ohne jede vorherige Anamnese - nur anhand der ersten Dunkelfelduntersuchung die allermeisten Probleme zu erkennen, unter denen er momentan leidet. Und nicht nur das: Hinter dem Erkennen steht uns mit der SANUM-Therapie auch eine hervorragende Möglichkeit zur Verfügung, schnell und zuverlässig regulierend einzugreifen.

Bei der Dunkelfeld-Vitalblutanalyse liefert ein winziger Blutstropfen aus einem Finger (Die Blutentnahme aus einem Ohrläppchen halte ich nicht für geeignet. Dazu mehr an anderer Stelle):

1. eine Information über die körperliche Gesamtsituation. Das Blut zirkuliert innerhalb einer Minute im ganzen Körper und kann so Informationen über den Zustand einzelner Organe, Organsysteme und Körperregionen und eventuelle Störungen vermitteln.

2. eine Information über die Beschaffenheit des Blutes und der Blutkörperchen an sich, also z.B. Zahl und Beschaffenheit der jeweiligen Blutkörperchen, Zustand des Blutplasmas, Gerinnungssituation usw.

Wir erhalten auf diesem Weg Informationen über bestehende Dispositionen (Konditionierungen), über das alles entscheidende Milieu des Körpers, über funktionelle Störungen einzelner Organe und über pathogene Veränderungen des Blutes. Ein großer Vorteil gegenüber schulmedizinischen Diagnosemethoden ist dabei, dass die Dunkelfelduntersuchung die Probleme schon im Ansatz erkennen lässt, schon bei relativ geringen funktionellen Störungen und lange, bevor sie sich definitiv morphologisch im Körper manifestieren. So wird z.B. ein Patient, bei dem im Dunkelfeld deutlich eine Leberproblematik zu erkennen ist, in aller Regel bei schulmedizinischer Überprüfung völlig normale Leberwerte aufweisen.

Dazu Jörg Rinne: "Häufig reagieren die heute zur Verfügung stehenden Blutparameter viel zu spät. An den Leberwerten kann man das gut beobachten: Unter den Leberwerten versteht man spezifische Eiweiße, die dann freigesetzt werden, wenn Lebergewebe vermehrt abstirbt. Das heißt, dass Stoffwechselstörungen dieses Organs, die beispielsweise zu Gallensteinen führen können und bei denen es nicht zu einem vermehrten Zelluntergang kommt, mit diesen Leberwerten nicht erfasst werden können. Anders in der Dunkelfeld-Blutdiagnostik. Hier erkennt man Stoffwechselstörungen an der Beschaffenheit der roten Blutkörperchen. Im roten Knochenmark werden 2,8 Millionen Erythrozyten in der Sekunde gebildet. Das Knochenmark erhält für die Produktion dieser Zellen wichtige Eiweiße aus der Leber. Wenn diese nicht ausreichend zur Verfügung stehen, wie es häufig bei Stoffwechselstörungen der Leber zu beobachten ist, kommt es zu Membranveränderungen an den roten Blutkörperchen, die im Dunkelfeld bewertet werden können.

Auch im Bereich der weißen Blutkörperchen lässt sich die vorhandene Unzulänglichkeit des herkömmlichen Blutbildes darstellen. Denn hierbei werden nur die jeweiligen Mengen der einzelnen Unterarten der Leukozyten bestimmt, doch die Quantität sagt nichts aus über die Qualität der Abwehrzellen. So werden Patienten, bei denen die Anzahl etwas zu niedrig ist (*Leukopenie*), als chronisch krank eingestuft, obwohl die vorhandenen Zellen eventuell optimal arbeiten und daher gar keine Abwehrschwäche vorliegt. Andere Patienten, bei denen die Anzahl innerhalb der Normparameter liegt, zeigen in der Dunkelfeld-Blutdiagnostik viel zu kleine, inaktive, im Aufbau gestörte Leukozyten. Sie haben daher eine Immunschwäche, die im herkömmlichen Blutbild aber untergeht."

Mit Hilfe der Dunkelfeldmikroskopie können wir uns ein klares, umfassendes Bild der Ausgangssituation des Patienten machen und können - was für mich von überragender Bedeutung ist - den Therapieverlauf jederzeit beobachten und kontrollieren. Dabei interessiert die Symptomatik erst im weiteren Verlauf der Therapie, zu Beginn dagegen überhaupt nicht. Wir versuchen vielmehr, das Krankheitsgeschehen so weit wie möglich an der Wurzel zu erfassen. Für mich ist in diesem Zusammenhang entsprechend der Philosophie Prof. Enderleins das Milieu von zentraler Bedeutung. In der Mehrzahl aller Fälle löst oft schon die unspezifische Sanierung des Milieus die vielfältigsten Krankheitsprobleme. So versuche ich seit vielen Jahren bei den unterschiedlichsten Erkrankungen wie Herzinsuffizienz, Fibromyalgie, Erkrankungen des Bewegungsapparates, Allergien, Tumorerkrankungen und vielem mehr, grundsätzlich erst einmal das Milieu in Ordnung zu bringen, bevor ich therapeutisch auf die spezifische Krankheitssituation eingehe.

Die englische Krankenschwester *Florence Nightingale* hat dazu schon 1860 festgestellt:

**Es gibt keine spezifischen Krankheiten,
es gibt nur spezifische Konditionierungen!**

Bevor wir uns der Praxis der Dunkelfeldmikroskopie zuwenden, ist es unverzichtbar, sich kurz die langjährigen Forschungen Prof. Enderleins zu vergegenwärtigen.

Professor Enderlein und die Geschichte des Pleomorphismus

Die Dunkelfeldmikroskopie, wie wir sie heute durchführen, basiert auf der Vielgestaltigkeit der Mikrobenwelt (*Pleomorphismus*) und der Forschung von Prof. Dr. Günther Enderlein. Es ist daher sinnvoll und wichtig, sich kurz mit dieser Thematik auseinander zu setzen:

Prof. Enderlein wurde 1872 in Leipzig geboren. Er studierte Naturwissenschaften, Biologie und Zoologie. Danach war er zuerst am zoologischen Museum in Berlin tätig. Später war er Herstellungsleiter der damals schon existierenden Firma SANUM in Berlin. Daneben gründete er sein eigenes mikrobiologisches Institut, in dem er neuartige Präparate aus Schimmelpilzen entwickelte. Nach dem zweiten Weltkrieg gründete Enderlein das Institut „Ibica" in Aumühle bei Hamburg. In diesem Institut befasste er sich mit wichtigen Fragen des Pleomorphismus, der Symbiose und der verbesserten Herstellung isopathischer Präparate.

Enderlein starb 1968 in Hamburg, 96 Jahre alt, körperlich geschwächt, aber geistig völlig gesund. Die Witwe Siegried Enderlein führte die Ibica noch bis 1975 weiter. Ab diesem Zeitpunkt übernahm die Firma SANUM-KEHLBECK in Hoya das Produktionsprogramm und erweiterte es auf der Basis neuer wissenschaftlicher Erkenntnisse.

Mit seinen hauptsächlichen Forschungen begann Enderlein 1914, also im ersten Jahr nach Ausbruch des Ersten Weltkriegs. Er meldete sich freiwillig für das Militär als Bakteriologe. Da sich kein anderer gefunden hatte, wurde er als Stabsarzt eingestellt. Er bekam ein eigenes Labor und installierte mit seinem Gehalt zusätzlich ein Labor in seinem Privathaus in Stettin. Damit hatte Enderlein die Möglichkeit und die Mittel, seine Forschung endlich in der Intensität zu betreiben, wie er es wollte. Und er nutzte diese Möglichkeit, fuhr mit dem Fahrrad zwischen beiden Labors hin und her und arbeitete bis spät in die Nacht hinein an seiner Forschung.

Bevor wir auf die eigentliche Forschung Enderleins eingehen, hier ein kurzer historischer Rückblick:

Schon 1865 hatte *Antoine Béchamp*, ein französischer Professor für Physik, Toxikologie, medizinische Chemie und Biochemie, behauptet:

- dass alle tierischen und pflanzlichen Zellen kleinste Körnchen enthielten, die nach dem Absterben des Organismus selbst nicht zugrunde gingen und aus denen andere Mikroorganismen entstehen könnten,

- dass diese ewig und unzerstörbar seien und den Übergang zwischen nichtlebender und lebender Materie bildeten.

Béchamp nannte diese Mikroorganismen „*Mikrozymas*" („Granulations moléculaire"). Schon Béchamp behauptete, dass diese Mikrozymas sich in Bakterien mit fäulniserregenden und gärenden Eigenschaften verwandeln könnten („Hypothetischer Kreislauf der lebendigen Substanz"). So hätten seiner Meinung nach die Krankheiten ihren Ursprung **im Innern des Körpers**.

Damit war der *Pleomorphismus* entdeckt und die eigentliche Grundlage für weitere Forschungen geschaffen, wenn nicht zu etwa gleicher Zeit der französische Mikrobiologe *Louis Pasteur* gewesen wäre. Pasteur behauptete:

- dass alle Mikroben - ganz gleich welcher Art und Gattung - unveränderlich seien,
- dass jede Art nur eine spezifische Krankheit erzeugen könne,
- dass Bakterien und Pilze niemals durch Urzeugung entständen,

und vor allem,

- dass Blut und Gewebe im gesunden Zustand steril seien.

Die Krankheiten hätten somit nach *Pasteur* ihren Ursprung **außerhalb des Körpers** durch Erreger, die den Körper befielen. Das ist bekanntlich bis zum heutigen Tag die Betrachtungsweise der Schulmedizin geblieben.

Pasteur gilt neben *Robert Koch* als Begründer der schulmedizinischen Mikrobiologie (*Monomorphismus*): Alle Mikroben existieren ausschließlich in feststehenden Arten und Formen, pflanzen sich als solche fort und verursachen als Erreger jeweils spezifische Krankheiten. Dazu Enderlein im AKMON 1955/1, S: 123:

„Der Monomorphismus ist die größte Groteske, die je eine Wissenschaft genarrt hat!"

Ein weiterer Forscher, *Claude Bernard* (1813 – 1878), korrigierte damals schon die Diskussion der beiden Forscher Béchamp und Pasteur und meinte:

„Die Mikrobe ist nichts, der Nährboden oder
- wie wir heute sagen - das Milieu ist alles."

Einem Gerücht zufolge soll Pasteur auf seinem Sterbebett gesagt haben: „Bernard hat recht, die Mikrobe ist nichts, der Nährboden (das Milieu) ist alles!"

Im Todesjahr von Béchamp war Enderlein 36 Jahre alt. Er setzte die Forschung von Béchamp fort und machte genau da weiter, wo dieser aufgehört hatte.

1916 erfolgte die maßgebliche Entdeckung Enderleins. Während einer Arbeit über Fleckfieber beobachtete er Blut im Dunkelfeldmikroskop und entdeckte bewegliche Kleinstlebewesen, die mit höher organisierten Bakterien Verbindungen eingingen. Dieses *Kopulationsprodukt* wurde blitzschnell unsichtbar. Enderlein vermutete hier Vorgänge, bei denen nicht wie normalerweise höhere Formen, sondern niedrigere Formen entstanden seien, die nur noch im Dunkelfeldmikroskop, nicht dagegen im Hellfeldmikroskop sichtbar waren. Diese stark begeißelten, stark beweglichen Elemente nannte Enderlein *„Spermite"*.

Gleichzeitig hatte Enderlein auch schon erkannt, dass im Blut von Säugetieren immer ein Symbiont pflanzlicher Herkunft anzutreffen war. Dieser Organismus trat in verschiedenen Formen auf. Alles Leben entsprach so nach Enderlein einer gigantischen Ursymbiose und demnach waren alle Krankheiten – seiner Meinung nach – eine Störung dieser Ursymbiose.

Enderlein schrieb und publizierte in seinem langen Leben über 500 Arbeiten, die meisten über Pleomorphismus und Symbiose. Er verbrachte viele Jahre mit der exakten Forschung, lebendes Blut in einem Dunkelfeldmikroskop zu untersuchen. Sein Hauptwerk ist die 1925 erschienene *„Bakterien-Cyclogenie“* (Neuauflage 1981 im Semmelweis-Verlag). In diesem Werk zeigt Enderlein, dass im Kampf ums Überleben alle Lebenseinheiten nach dem Gleichgewicht der Arten untereinander streben und dass ihr Ziel keineswegs die Verdrängung anderer Arten durch Töten oder Fressen ist.

Das wichtigste Werk für den Praktiker ist die 1955-1959 erschienene Reihe AKMON 1 - 3. Ich bin der Meinung, dass jeder Therapeut zumindest das AKMON 1955/1 gelesen haben sollte, bevor er sich zum ersten Mal an ein Dunkelfeldmikroskop setzt. Erst danach hat man einen ungefähren Eindruck, welchen Stellenwert Endobiont und Pleomorphismus für Enderlein hatten.

Im AKMON hat Enderlein große Teile seiner Forschung über den *Ursymbionten Mucor racemosus Fresen* oder, wie er ihn nannte, den *Endobionten*, beschrieben (griechisch: „endon“ = innen, „bios“ = Leben). Zum Zweck der Erforschung dieses Endobionten hat Enderlein diesen Schimmelpilz über Jahrzehnte weitergezüchtet. Mit diesem Ursymbionten, dem Endobionten, leben nach Enderlein alle Säugetiere (Warmblüter) seit Millionen von Jahren in Symbiose, der sogenannten Ursymbiose.

Zusammengefasst hier wichtige Forschungsergebnisse Prof. Enderleins:

- Nicht die Zelle ist die kleinste lebende Einheit, sondern das Kolloid.
  Kolloide sind Teilchen pflanzlichen Ursprungs mit einer Größe unter 0,2 µm.

  „Die Urform der Anfangszelle des Lebens überhaupt ist die unbewohnte Zelle ohne den Einsiedler des Mych. Also eine leere Zelle, nur von einer riesigen Masse von Protiten (Kolloiden) erfüllt.“ (AKMON 1955/1 S: 50)
- Alle Bakterien besitzen einen Kern oder ein Kernäquivalent.
  Terminologie Enderlein: Bakterie = *„Mychit“*, Kern = *„Mych“*
- Bakterien können sich geschlechtlich und ungeschlechtlich vermehren.
  (Diese Erkenntnis Enderleins wurde 40 Jahre später durch amerikanische Forscher bestätigt, die dafür den Nobelpreis erhielten, ohne die Priorität Enderleins allerdings auch nur zu erwähnen.)
- Wissenschaftlicher Nachweis des Pleomorphismus der Mikroben
- Nachweis, dass es kein steriles, keimfreies Blut gibt. Enderlein sagte, im Serum aller Menschen und aller Warmblüter lebt seit zigtausenden von Jahren ein Mikroorganismus, den er *Endobiont* nannte.

Für Enderlein war der Pleomorphismus, also die Vielgestaltigkeit der Mikrobenwelt, gewissermaßen ein Naturgesetz: „Pleomorphistisch betrachtet besitzen alle Mikroben einen natürlichen Entwicklungskreislauf, der mit den durch mikroskopisch invisiblen bzw. schwer sichtbaren **Primitivphasen** beginnt, dann in **Bakterienphasen** übergeht, um schließlich in den **Pilzphasen** zu kulminieren.“ „Die Pathogenität jedes Mikrobenparasiten liegt zumeist im **Virus-Stadium**, selten in zwei oder noch mehr Stadien. Dieses Virus-Stadium kann an jeder beliebigen Stelle des Gesamtentwicklungskreislaufs, der **Cyclode** liegen.“ Und an anderer Stelle: „Jedenfalls ist das Eine mit absoluter Sicherheit unumstößlich, dass ein **Monomorphismus** eine biologische Unmöglichkeit darstellt.“ (G. Enderlein, AKMON 1955/1, S. 28, 36, 43)

Diesen Brocken hat die Schulmedizin bekanntlich bis zum heutigen Tage nicht geschluckt. Der berühmte Chirurg Prof. Sauerbruch meinte zu diesem Thema: „Wenn der Pleomorphismus zu Recht besteht, dann können wir alle unsere Literatur fortwerfen!“ (AKMON 1955/1 S: 41) Dazu war und ist man natürlich nicht bereit. Auf diesem Fundament steht bekanntlich die komplette Schulmedizin und nicht zuletzt auch das Milliardengeschäft der Pharmaindustrie!

Interessant ist, dass schon Enderlein erforscht hat, dass sich der *Endobiont* durch Maßnahmen unserer „Zivilisation“ (Kunstdünger, Konservierungsmittel und Farbstoffe in der Nahrung, Luft- und Wasserverschmutzung usw.), besonders aber bei übermäßiger Zufuhr von tierischem Eiweiß in der Nahrung, aufwärts entwickelt und dann als Parasit pathogen wird. Nach Enderlein ist das das Grundübel der Menschheit und die Ursache aller chronischen Krankheiten von Rheuma bis Krebs. Er vergleicht das im AKMON mit der *Büchse der Pandora* aus der griechischen Mythologie.

Interessanterweise stand für Enderlein schon vor rund 60 Jahren die falsche Ernährungsweise mit ihrem zu hohen Gehalt an tierischem Eiweiß (Fleisch, Fisch, Eier) und Zucker an erster Stelle. (Viele Enderlein-Therapeuten werden das gar nicht gerne hören!) Er meinte, der *Endobiont* würde damit geradezu gemästet. Milcheiweiß könnte dagegen problemlos verstoffwechselt werden. Enderlein hielt daher eine lactovegetabile Kost für optimal. Er war nicht nur strikter Vegetarier, sondern auch Rohkostanhänger. Was würde er wohl zu unserer heutigen Ernährung sagen?

Ich persönlich halte Fisch für wesentlich günstiger als Fleisch und Eier, da Fische Kaltblüter und daher nicht endobiontisch belastet sind, wobei Fische aus modernen Aquakulturen natürlich auch nicht vertretbar sind. Ich bin außerdem im Gegensatz zu Enderlein und vielen anderen Ernährungsforschern der Meinung, dass Kuhmilch und daraus hergestellte Milchprodukte oft ein großes, manchmal sogar das zentrale Problem in der Therapie darstellen können (z.B. bei Allergien).

Krankheit bedeutet nach Enderlein immer eine Störung der Symbiose. Im Dunkelfeld ist das erkennbar am Fehlen bestimmter Wuchsformen des Endobionten.

"Krankheit ist eine Aufwärtsentwicklung des *Endobionten* zu höhervalenten, parasitären Wuchsformen mit eigenem Stoffwechsel, die den Wirts-Stoffwechsel vergiften."

(G. Enderlein)

Enderlein war generell der Meinung, die Frage nach der Gesundheit, bzw. den Lebensvorgängen könne niemals durch die Medizin, sondern nur durch die Biologie beantwortet werden:

"Die Medizin weiß bekanntlich eine ganze Menge über Krankheiten; sie weiß aber nichts über das Leben!"

Der Vollständigkeit halber sollten wir uns noch einem weiteren bedeutenden Forscher zuwenden, *Dr. Wilhelm von Brehmer* (1883-1958):

Brehmer studierte Pharmazie, Biologie, Physik, Chemie und Bakteriologie und entdeckte 1932 in tierischem und menschlichem Blut Mikroorganismen, denen er den Namen *Siphonospora polymorpha* gab. (Der gleiche Mikroorganismus heißt bei Enderlein *Leptotrichia buccalis.*) Brehmer konnte auch schon mit einem speziellen Gerät den pH-Wert des venösen Blutes messen und stellte fest, dass die Werte von 6,8 bis 8,5 reichten. (Die Schulmedizin geht bekanntlich von einem konstanten Wert von 7,38 - 7,42 aus, was aber nur für das arterielle Blut zutrifft.)

Brehmer entdeckte weiter, dass mit zunehmendem Alter, vor allem aber im Verlauf bösartiger Erkrankungen, der pH-Wert des Blutes ansteigt. Parallel dazu entwickeln sich Siphonosporen zu ihren pathologischen Stadien. Brehmer konnte diese im Blut Krebskranker, sowie in Tumorschnitten zweifelsfrei nachweisen. Es gelang ihm auch, aus dem Blut Krebskranker die Siphonospora zu züchten und im anschließenden Tierversuch, mit diesen Reinkulturen künstlich Tumore zu erzeugen, in denen sich dann wieder Siphonosporen befanden.

Es erging von Brehmer aber nicht anders als Enderlein: Seine Forschung wurde zu seinen Lebzeiten nie anerkannt. 1960 wurde aber von mehreren bakteriologischen Instituten die Siphonospora polymorpha als „Corynebacterium *parvum“* identifiziert und der *„Propioni-Gruppe“* zugeordnet.

Zusammenfassung

Hier noch einmal kurz und knapp die Forschungen des Prof. Enderleins:

- Alle chronischen Krankheiten werden durch eine Mikrobe, den sogenannten *Endobionten* verursacht, der seit Millionen von Jahren mit dem Menschen und allen Warmblütern in Symbiose lebt, der sogenannten *Ursymbiose.*

  Interessant ist in diesem Zusammenhang, dass der Ursymbiont, der Endobiont, pflanzlichen Ursprungs ist. Die Ursymbiose ist demnach die Symbiose des pflanzlichen Endobionten mit der menschlichen oder tierischen Zelle. Der Endobiont bildet nach Enderlein u.a. auch die *Mitochondrien* und andere *Zellorganellen.*

- Jede Krankheit ist mit einer pathologischen Veränderung bzw. Aufwärtsentwicklung des Endobionten verbunden. Für Enderlein ist der Endobiont die Ursache allen Übels. 99% seiner Entwicklungsstufen hält er dementsprechend für pathogen.

- Die Ursymbionten oder Endobionten nach Enderlein sind die beiden Schimmelpilze:

  1. ***Mucor racemosus Fresen***
  2. ***Aspergillus niger van Tieghem***

- Der Begriff *Cyclogenie* bezeichnet alle apathogenen und pathogenen Wuchsformen oder Entwicklungsstadien des Endobionten.

Die wichtigsten Stadien der *Cyclode* des *Mucor racemosus* sind:

⇨ **Kolloid / Protit** (0,02 µm) oder **Spermit**	= apathogen
⇨ **Chondrit**	= apathogen
⇨ **Fibrin**	= höchste apathogene Stufe
⇨ **Bakterie** (*Leptotrichia buccalis Robin 1879*)	= pathogen
⇨ **Pilz** (*Mucor racemosus*) = Kulminante	= pathogen
⇨ **Tod des Wirtsorganismus ✞**	
⇨ Rückentwicklung des *Endobionten* in seine ursprüngliche Primitivphase	

In der *Cyclode* des *Aspergillus niger* heißt die Bakterienphase *Mycobacterium tuberculosis Koch 1882*.

- Die niederen Valenzen (*Primitivphasen*) des Endobionten (*Protit*, *Spermit*, *Chondrit*, *Fibrin*) sind apathogen und als Symbionten lebensnotwendig. Sie unterstützen Stoffwechsel und Körperabwehr.

- Der Begriff *Cyclogenie* bezeichnet den Entwicklungskreislauf, also die Auf- und Abwärtsentwicklung des Endobionten innerhalb seiner *Cyclode*:

  Protit (Kolloid) ➔ **Bakterie** ➔ **Pilz** ➔ **Protit**

  Die Entwicklung erfolgt sprunghaft durch Milieuveränderungen, z.B. Änderungen des pH-Werts, häufig aber auch durch schulmedizinische Medikamente, z.B. die weitverbreiteten Acetylsalicylsäure-Präparate.

- Unter gewissen Umständen oder Milieufaktoren beendet der Endobiont die Ursymbiose und wird zum Parasiten und damit pathologisch. Grund dafür sind in der Hauptsache tierisches Eiweiß in der Ernährung, Medikamente, Umweltfaktoren und psychische Gründe. Die Ernährung ist in jedem Fall der wichtigste Faktor zur Änderung des Milieus. Tierisches Eiweiß mästet den Endobionten, die Einschränkung begünstigt die Rückentwicklung in apathogene Primitivphasen!

- Wenn für den Endobionten keine Chance der Weiterentwicklung besteht (pH-Wert/ Milieu), kann er Trockeneiweißformen zur Überdauerung bis über 310 °C entwickeln, die die Ursache für Sklerosen wie z.B. Steinbildung jeglicher Art im Körper bilden können.

- Unter dem Begriff *Endobiose* verstehen wir nach Enderlein:

  - eine zahlenmäßige Vermehrung und Aufwärtsentwicklung des *Endobionten* zu pathogenen Wuchsformen und

  - einen Befall der Körperzellen und des Blutes durch diese pathogenen Wuchsformen des *Endobionten*.

Die Folgen für den Organismus sind:

- Überproduktion von Milchsäure
- erhöhte Viskosität des Blutes
- Stauungen und Durchblutungsstörungen

- Durch Gabe von niedervalenten, apathogenen Wuchsformen aus der Zyklode des Endobionten (SANUM-Mittel) und Änderung des Milieus, in erster Linie des pH-Wertes, kann man die höher entwickelten, pathogenen Wuchsformen der Mikrobe veranlassen, sich wieder in eine nicht mehr krankmachende Form zurück zu entwickeln. Die niedervalenten Formen vereinigen sich mit den höhervalenten. Damit wird das Symbiosegleichgewicht wieder hergestellt. Die dazu verwendeten Mittel werden daher auch *Regulatoren* genannt.

Damit wird eine echte Heilung erreicht!

Wichtig ist auch hier als Basis für unsere Therapie, dass jede Wuchsform des *Endobionten* ein ganz bestimmtes Milieu benötigt. Das Milieu kann durch uns durch Veränderung der Ernährung, sinnvolle Therapiemaßnahmen und geeignete SANUM-Mittel beeinflusst werden. (⇨ Literatur: G. Weigel, „Praxisleitfaden SANUM-Therapie“)

- Der Abbau höherwertiger Valenzen kann mit der Bildung von Toxinen verbunden sein. Diesen Vorgang bezeichnen wir als Heilreaktion oder Erstverschlimmerung. Wichtig ist in diesem Zusammenhang daher auch das Thema Ausleitung. Wenn die gebildeten Toxine nicht richtig ausgeleitet werden, können dadurch neue endobiontische Belastungen entstehen.

Die Forschung Enderleins als Praxismodell

Es fällt nicht immer leicht, sich in der phantastischen Welt Enderleins zurechtzufinden. Ich versuche das schon seit vielen Jahren mit mehr oder weniger großem Erfolg. Sehr vieles entspricht eben überhaupt nicht dem, was wir gelernt haben. Deshalb war Enderlein für die Medizin auch immer ein großes Problem und daran hat sich bis zum heutigen Tage nichts geändert.

Um zu erläutern, was ich mit phantastisch meine, hier als Beispiel eine Textstelle aus dem AKMON 1955/1 S: 45:

„In Figur 55 ist ein **Leukocyt** abgebildet, dessen Kern vollkommen vom Endobionten verbraucht ist. Die einzelnen Teile verlassen die alte Hülle, befallen einen naheliegenden **Erythrocyten**, oder bilden ein **Bakterienstäbchen** (also ein Stäbchen der Leptotrichia buccalis Robin als Bakterienphase des Endobionten), bezüglich teilen sich in **Thrombocyten** auf."

Können Sie das so ohne Weiteres verstehen?

Es wurde schon zu Lebzeiten von Enderlein viel diskutiert, ob seine Forschungsergebnisse zutreffen könnten und man hat das eigentlich immer weitgehend abgelehnt. Inzwischen gibt es neuere Forschungen, die mit neuen Erkenntnissen teilweise erklären und bestätigen, was Enderlein gesehen hat (Mag. Christopher Gerner: „Biochemische Analyse endobiontischer Strukturen aus dem menschlichen Blut").

Eine andere Sichtweise beschreibt dagegen Dr. Dr. Peter Schneider in seinem Beitrag „Die bakterielle Endosymbiose der Zellen". Es bleibt jedem selbst überlassen, sich seine eigene Meinung zu bilden.

Für mich persönlich sind die Forschungsergebnisse Enderleins in erster Linie ein Modell, mit dem ich in der Praxis gut arbeiten kann. Das ist in manchen wissenschaftlichen Disziplinen, z.B. in der Physik, durchaus üblich, wenn man etwas nicht oder nur teilweise verstehen kann. Man versucht dann, im Laufe der Zeit neue Erkenntnisse zu gewinnen, um das Modell irgendwann bestätigt zu finden oder aber zu verwerfen. Die Medizin tut sich damit bekanntlich sehr schwer. Man klebt an alten Dogmen, auch wenn längst offensichtlich ist, dass es so einfach nicht sein kann, z.B. in der Krebstherapie oder beim Thema AIDS.

Lassen wir die Wissenschaftler daher weiter diskutieren. Für mich ist das völlig unerheblich. Es würde an meiner täglichen Arbeit kaum etwas ändern.

Die Mucor - Zyklode

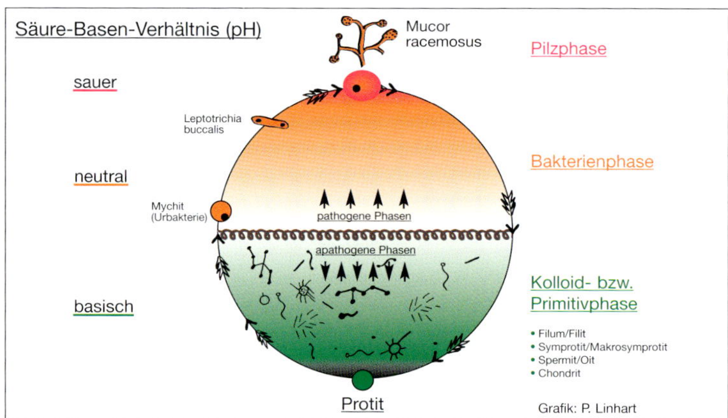

Abbildung 1: Vereinfachte Darstellung der Mucor-Zyklode

Der *Endobiont* ist im Blut aller Säugetiere in den vielfältigsten Wuchsformen und Entwicklungsstadien anzutreffen, beginnend mit dem *Protit*, das aufgrund seiner geringen Größe im Dunkelfeld nicht sichtbar ist und endend in der Kulmination als Pilz (*Mucor racemosus*). Dieser ist im Dunkelfeld nur bei Patienten kurz vor oder nach dem Tod zu sehen, im Nomalfall dagegen nicht.

Das Leben aller Säugetiere und Warmblüter beginnt nach Enderlein mit dem *Protit*, einem pflanzlichen Eiweißkolloid. Das Protit ist ein physiologischer Symbiont, d.h. er lebt mit allen Warmblütern in Symbiose, also zum beiderseitigen Nutzen. Unter gewissen Voraussetzungen, bzw. Milieuveränderungen, kann sich das Protit in verschiedenartige, neu auftretende Formen weiter entwickeln. Auf diesem Weg wird es so irgendwann zum Parasiten und damit pathogen.

Durch den Einsatz geeigneter Mittel (SANUM-Präparate) kann man diese Formen veranlassen, sich wieder in einen apathogenen Zustand zurück zu entwickeln.

Ohne therapeutische Maßnahmen oder sonstige Korrekturmaßnahmen entwickelt sich der Endobiont letztendlich zur Kulminante, der Patient stirbt.

Nach dem Tod zerfällt der Organismus mit Hilfe des Endobionten wieder zur Urphase, dem Protitstadium. Der Kreislauf ist geschlossen und neues Lebens kann sich daraus entwickeln.

Der Endobiont kann aber auch Dauerüberlebensformen bilden. Er überlebt in der Trockenform Temperaturen von mehr als 310^0 C und kann nach Tausenden von Jahren wieder ins Leben zurück gerufen werden. Enderlein hat selbst diesen Nachweis mit Sporen aus den Katakomben von Rom erbracht.

Erkrankungen der Mucor - Zyklode:

Krankheitsoberbegriff: Endobiose oder Stauungskrankheiten

Patiententyp (nach Dr. Rau): gestauter Typ, meist mit körperlicher Fülle wegen zuviel Eiweiß in der Ernährung, oft kombiniert mit einer Leberbelastung.

Typische Erkrankungen der Mucor-Zyklode:
alle Erkrankungen, die etwas mit dem Blut- und dem Kreislaufsystem zu tun haben, also: Durchblutungsstörungen, Hypertonie, Anämien, Venenleiden, Krampfadern, Hämorrhoiden; kardiovaskuläre Erkrankungen wie Thrombosen, Embolien, Herzinfarkt, TIA, Apoplex; alle Wunden, hämorrhagische Diathese, Ulcus cruris und andere.

Die Aspergillus - Zyklode

Enderlein spricht die meiste Zeit von einem Endobionten, dem Mucor racemosus, zeitweise aber dann auch wieder von einer bipolaren Situation und einem weiteren Endobionten, dem Aspergillus niger. „Denn die kausalen Ursachen sind und bleiben die beiden bipolar eingestellten und gestalteten Urparasiten." (AKMON 1955/1, S. 21) Es gibt auch Darstellungen, nach denen die Aspergillus - Zyklode eine Abspaltung der Mucor - Zyklode ist (IG-DF). Interessant sind in diesem Zusammenhang aber in jedem Fall die Ausgrabungen der Königsgräber in Ägypten 1922. P. Linhart beschreibt das in seinem Buch „Die unsichtbare Macht des Endobionten" sehr anschaulich:

„Der englische Archäologe Howard Carter entdeckte 1922 das Grab des jungen Pharao Tutanchamun. Gleich zu Beginn der Ausgrabungen fand er ein goldenes Amulett mit der Inschrift: Der Tod soll denjenigen mit seinen Schwingen erschlagen, der die Ruhe des Pharao stört! Ein Jahr nach der Öffnung des Grabes erkrankte Carter schwer und starb an einer doppelseitigen Lungenentzündung. Außerdem starben Lord Carnarvon, der die Ausgrabungen finanziert hatte und weitere sechs Mitarbeiter. Ein Jahr später starben fünf Besucher innerhalb weniger Tage nach dem Besuch der Grabkammern.

Man ging natürlich davon aus, dass der Fluch des Pharao zugeschlagen habe. Tatsächlich ist aber Tutanchamun mit hoher Wahrscheinlichkeit an einer Lungentuberkulose gestorben, verursacht durch die Bakterienform aus der Zyklode des Pilzes Aspergillus niger. Beim Öffnen der Grabkammer wurden durch einströmende Luftfeuchtigkeit ideale Milieubedingungen für die seit 5000 (*korrekt 3.000*) Jahren schlummernden Pilzsporen geschaffen, so dass diese pleomorph wieder aktiv werden konnten."

Enderlein schreibt dazu im AKMON 1955/1, S. 33: „Die Sporenbildungen der Pilze sind sehr vielseitiger Natur." Und weiter sinngemäß: Sie können in zwei verschiedenen Formen sowohl in neutralem und saurem, als auch in alkalischem Boden keimen. Das bedeutet nichts anderes als eine Sicherung der Nachkommenschaft unter allen erdenklichen pH-Verhältnissen. Und an anderer Stelle: „Wir sehen den Endobionten aus den ägyptischen Mumien wieder zum Leben erstehen."

Erkrankungen der Aspergillus - Zyklode:

Krankheitsoberbegriff: tuberkulinische Konstitution

Patiententyp (nach Dr. Rau): degenerativer Typ, schlank, feingliedrig, empfindsam

Typische Erkrankungen bei einer tuberkulinischen Konstitution:
Lungenerkrankungen, Bronchitis, Asthma, Arthrosen, Rheuma, Mb Bechterew, Knochenerkrankungen, Lymphknotenerkrankungen, Lupus erythematodes. Erkrankungen des Urogenitaltraktes und der Keimdrüsen, Endometriose, chronische Pankreatitis, MS, Hautprobleme, Zysten, Warzen, benigne und maligne Tumore.

Therapieziel: ausleiten

Was leistet die Dunkelfeldmikroskopie?

Die Dunkelfeldmikroskopie liefert uns bei korrekter Durchführung im Wesentlichen folgende Informationen über den Patienten:

Hinweise auf den **Zustand des Körpermilieus** (der Grundregulation nach Pischinger), des Säure-Basen-Haushalts, der Viskosität (Fließeigenschaft) des Blutes, auf Durchblutungsstörungen, Verschlackung des Blutes, Eiweißüberlastung, Eisenmangel / Sauerstoffmangel, Harnsäurebelastung, Störungen der Leberfunktion, Fettstoffwechselstörungen (Cholesterin).

Hinweise auf die **Funktion des Immunsystems** (Zahl, Beschaffenheit und Funktion der weißen Blutkörperchen), Hinweise auf entzündliche Vorgänge, Tendenz zu allergischen Reaktionen und Autoimmunerkrankungen (Hashimoto, Rheuma, Morbus Crohn usw.), und vieles mehr.

Die gravierendsten Veränderungen im Dunkelfeld sehe ich in den letzten Jahren in Bezug auf das Immunsystem. So konnte ich bis vor ca. 10 Jahren im Dunkelfeld nie bakterielle Aktivitäten sehen, heute ist das schon fast der Normalfall, wenn man das Blut nach 6 - 12 Stunden beobachtet. Es handelt sich dabei um CWD-Bakterien (CWD = cell wall deficient = zellwandfrei). Nähere Ausführungen zu diesem Thema ⇨ Günter Weigel „Praxisleitfaden SANUM-Therapie". Für mich ist das in den meisten Fällen eine Folge der nicht sachgerechten Anwendung von Antibiotika, der zunehmend sich verschlechternden Umweltsituation, der künstlichen Aromen und Konservierungsmittel in unserer Industrienahrung und zahlreicher anderer Faktoren wie Strahlung durch Schnurlostelefone, Schwermetalle im Leitungswasser u.v.m.

Überraschend sind in diesem Zusammenhang auch die Ausführungen von Dr. med. Zoebl in seinem Buch "Lesen Sie dieses Buch bevor Sie Impfling...". Zoebl ist der Meinung, dass unser Immunsystem nicht der Abwehr von willkürlich zu Krankheitserregern abgestempelten Erregern dient, sondern in erster Linie der Überwachung der Zellteilung.

Unter diesem Aspekt sind die überwiegend immunsuppressiven Maßnahmen der Schulmedizin mehr als unzulässig! Neuerdings erlebe ich immer mehr Patienten, die bei vermeintlichen Autoimmunerkrankungen (Rheuma, Morbus Crohn usw.) mit Immunblockern behandelt werden sollen. Der bisherige Höhepunkt war ein 6 Monate altes Kind mit Darmblutungen. Die Mutter hat die schulmedizinische Behandlung Gott sei Dank abgelehnt und wir haben das in 4 Wochen mit einer modifizierten Darmsanierung in Ordnung gebracht. (Das Kind ist inzwischen 5 Jahre alt und das Problem ist nie mehr aufgetreten. Ich wage nicht, mir vorzustellen, was bei der geplanten schulmedizinischen Behandlung aus dem Kind geworden wäre!) Es ist nicht weiter verwunderlich, dass das Immunsystem unter dieser Misshandlung irgendwann den Bankrott erklärt.

Das Dunkelfeld liefert nicht nur eine umfassende Erstinformation bei einem neuen Patienten, sondern ist auch ein sehr hilfreiches Instrument zur Überwachung des Therapieverlaufs. So bekomme ich zum Beispiel bei langjährigen Patienten im Laufe der Jahre ein zuverlässiges Bild über die vorhandenen Dispositionen, Belastungen und Störungen und kann auf eintretende Veränderungen relativ schnell und zielgerichtet reagieren.

Meine Meinung zum Thema Dunkelfeld-Mikroskopie ganz allgemein:

Ich bin Praktiker und als Praktiker ist es mir wichtig, welche klaren Informationen helfen mir in der Praxis für meine therapeutische Arbeit mit dem Patienten. Ich halte nicht sehr viel davon, im Dunkelfeld irgendwelche Spitzfindigkeiten erkennen zu wollen und zu interpretieren. Vieles davon ist mir einfach nicht zuverlässig genug. Es geht mir auch nicht darum, das tausendste Phänomen am Erythrozyten erkennen zu wollen! Ich versuche vielmehr mit Hilfe der Dunkelfeldmikroskopie, aus einem winzig kleinen lebenden Blutstropfen eine Basisinformation über den gesamten Organismus zu gewinnen und durchgemachte, momentane oder zukünftige Belastungen zu erkennen. Gleichzeitig suche ich nach Hinweisen, wie ich aufgrund dieser Erkenntnisse mit möglichst wenigen Mitteln erfolgversprechend mit dem Patienten arbeiten kann.

Die korrekte Durchführung einer Dunkelfeld-Vitalblutanalyse

Mindestens genauso wichtig wie eine gute technische Ausstattung, auf die ich später eingehen werde, ist die korrekte Durchführung einer Dunkelfeld-Vitalblutanalyse, von der Reinigung der Objektträger, der korrekten Abnahme des Blutstropfens bis zum erforderlichen Zeitaufwand für eine derartige Untersuchung.

Der entnommene kleine Blutstropfen ist ein kompletter kleiner Organismus und repräsentiert daher auch den kompletten Körper. Die Art und Weise der Veränderung im Verlauf mehrerer Stunden liefert uns wichtige Informationen. So sehen wir z.B., wie das Immunsystem auf Fremdkörper wie *Symplasten* reagiert. Wir sehen die Veränderung von *Theciten* zu Bakterien. Wir können Rückschlüsse auf die vitale Energie des Patienten ziehen. Bei bestimmten Erkrankungen, wie z.B. Borreliose, bekomme ich überhaupt erst durch die 24-Stunden-Überwachung Hinweise auf das Stadium, in dem sich der Patient befindet. So erlebe ich Patienten mit relativ guten Sofortbildern, bei denen sich dann im Verlauf von Stunden alles dramatisch verschlechtert. Ich erlebe aber auch das genaue Gegenteil, d.h. die Bilder sind zuerst relativ schlecht und werden aber im Laufe der Zeit immer besser. Für die therapeutische Vorgehensweise hat das klare Konsequenzen.

Leider gibt es keinen allgemein verbindlichen Qualitätsstandard für die Durchführung von Dunkelfelduntersuchungen. Ich erlebe daher laufend Patienten, die mit großen Erwartungen eine Kurzuntersuchung von 10 – 30 Minuten erfahren haben und dann entsprechend enttäuscht, manchmal sogar regelrecht erbost sind. So etwas darf einfach nicht sein! Diese Kollegen haben leider nicht verstanden, was die Dunkelfeldmikroskopie wirklich zu leisten vermag! Damit schaffen wir kein Vertrauen in diese faszinierende, unschätzbar wertvolle Methode und unterstützen die Meinung derer, die die Dunkelfeld-Mikroskopie als unseriös und unwissenschaftlich abtun (z.B. die PKVs).

Unterschätzen Sie auch nicht den psychologischen Effekt. Ein Patient, dem Sie seine Probleme ausführlich und detailliert anhand seiner Dunkelfeldbilder erklärt haben, wird ganz anders bei der Therapie mitarbeiten, als einer, bei dem Sie nur versucht haben, es mit Worten zu erklären. Ich erlebe es immer wieder, dass die Patienten während der Blutuntersuchung regelrecht fasziniert, manchmal sogar ergriffen sind. Vergleiche des lebenden Blutes mit einer Galaxie sind keine Seltenheit und wohl auch durchaus zutreffend. Wer konnte schon jemals vorher dem eigenen Körper in einem winzigen lebenden Blutstropfen bei der Arbeit zuschauen?

Viele Patienten sind dann oft auch ganz versessen darauf, nach einigen Wochen oder Monaten ihre Bilder wieder zu sehen und maßlos enttäuscht, wenn das Therapieergebnis noch nicht befriedigend ist. Das stellt dann aber eine enorme Motivation für die weitere Zusammenarbeit dar. Normalerweise führen wir keine Dunkelfelduntersuchungen in kurzen Intervallen durch, sondern warten damit mindestens 6 Monate. Es geht nicht um kurzfristige Veränderungen, sondern darum, etwas dauerhaft in Ordnung zu bringen. Dabei darf nicht unterschätzt werden, dass der Organismus dafür seine Zeit braucht.

Ich begutachte das Blut jedes Patienten mindestens 1½ Stunden in Anwesenheit des Patienten und danach noch dreimal und zwar nach 6, 12 und 24 Stunden, also insgesamt mindestens viermal im Verlauf von 24 Stunden, in speziellen Situationen auch darüber hinaus während mehrerer Tage. Das Ganze erfordert natürlich die Möglichkeit, Bilder und Videos abzuspeichern und zu dokumentieren. Wie soll ich sonst dem Patienten hinterher vermitteln, was ich gesehen habe?

Die Sofortbetrachtung liefert im Wesentlichen Informationen zum aktuellen Geschehen, eventuell aber auch schon Hinweise auf vorhandene *Hintergrundbelastungen* aus früheren Erkrankungen, die nicht vollständig gelöst worden sind, und den Folgen eingenommener schulmedizinischer Medikamente. Jede Erkrankung im Laufe unseres Lebens hinterlässt im Hintergrund Spuren, sogenannte „*Baustellen*". Die späteren Beobachtungen bringen vor allem Informationen über Art und Weise und Geschwindigkeit, in der die Veränderungen ablaufen, vor allem aber über das Hintergrundgeschehen, über die energetische Situation des Patienten und über die Aktivität von eventuell vorhandenen CWD-Bakterien (cell-wall-deficient = zellwandfreie Formen), was bei bestimmten Erkrankungen, wie z.B. Borreliose, einen überragenden Stellenwert hat.

Während der gesamten Untersuchung speichere ich im Verlauf von 24 Stunden heute bis zu 100 Bilder und Videos. Ich sage den Patienten dann immer: Es geht nicht um eine einzige, konkrete Krankheitsursache. Das Ganze ähnelt vielmehr einem 1000er-Puzzle mit zahlreichen kleineren und größeren Störungen. Der Zeitaufwand ist natürlich erheblich und auch nicht im Rahmen eines "normalen" Arbeitstages zu bewältigen. Ich fühle mich aber dem Patienten gegenüber verpflichtet, die Leistung in dieser Form zu erbringen und für das, was ich feststelle und mitteile, auch die volle Verantwortung zu übernehmen. Es ist mir schleierhaft, wie das im Rahmen einer 10-20 Minuten-Untersuchung möglich sein sollte. Für mich ist das ganz einfach unseriös.

In diesem Punkt scheiden sich die Geister ganz erheblich. Die meisten Kolleginnen und Kollegen arbeiten nur mit Sofortbildern, andere wiederum sind der Meinung, dass nur der Eintrocknungsverlauf über Stunden und Tage wirklich etwas aussagt. Ich persönlich stehe auf dem Standpunkt, dass man ganz einfach beides tun muss, wenn man die Möglichkeiten der Dunkelfeldmikroskopie voll ausschöpfen möchte. Gerade bei schwerwiegenden chronischen Erkrankungen bringen in der Regel erst die Eintrocknungsbilder die entscheidenden Hinweise.

Seit ich über ein geeignetes PC-Programm verfüge, arbeite ich nicht mehr mit einem Videoprinter, da einzelne Bilder nicht in der Lage sind, die Situation des Patienten zu repräsentieren. Unsere Patienten bekommen auf Wunsch die kompletten Bilder und Videos der Untersuchung auf einer CD oder per Verlinkung mit dropbox.com online zur Verfügung gestellt.

Ich habe irgendwann einmal genau so begonnen wie die meisten: mit einem Mikroskop ohne jegliche Zusatzausstattung. Das Mikroskop schlummerte jahrelang in meiner Praxis vor sich hin. Ich war unsicher und traute mich kaum an einen Patienten. Auch die Technik befriedigte mich nicht. Irgendwann entschloss ich mich dann, einen Stand auf einer Gesundheitsmesse anzumieten und das war für mich der Durchbruch! Ich kaufte eine einfache Video-Überwachungskamera und ein kleines Fernsehgerät. Dann machte ich drei Tage lang Dunkelfeld-Vitalblutbetrachtungen im Halbstundentakt. Das Interesse war riesig und mein Stand ständig von zahlreichen Menschen umlagert. Ich stellte plötzlich fest, dass alle Menschen mit gleichartigen Problemen oft auch gleichartige Phänomene im Dunkelfeld aufwiesen.

Damit war mir klar, was ich zu tun hatte: Weniger auf „schlaue Experten" zu hören und stattdessen mehr mir selbst und meinen eigenen Erfahrungen zu vertrauen. Erst nach vielen Lehrjahren und mit meiner heutigen, weitgehend selbst zusammengebastelten technischen Ausstattung, wurde die Dunkelfeldmikroskopie für mich zu dem, was sie heute für meine Praxis darstellt: der absolute Dreh- und Angelpunkt. Ohne Dunkelfeld läuft bei mir heute gar nichts mehr! Ich behandle, von wenigen Ausnahmen abgesehen, z.B. bei einem akuten Geschehen, keinen Patienten ohne vorherige Dunkelfeld-Untersuchung.

Viele Patienten kommen mit völlig unklaren und diffusen Beschwerden. Sie bieten keinerlei Hinweise für sinnvolle therapeutische Maßnahmen. Manche haben Kopfschmerzen, Schlafstörungen oder sind einfach nur müde und leistungsschwach. Andere sagen: „Ich bin nicht krank, aber auch nicht gesund. Irgendetwas stimmt nicht mit mir." Und wieder andere meinen: „Ich bin 30, fühle mich aber wie 70!" In allen diesen Fällen liefert das Dunkelfeld klare Hinweise auf mehr oder weniger zahlreiche Störungen, die sich je nach persönlicher Disposition in der oder jener Form auswirken.

Die Praxis der Dunkelfeld-Vitalblutanalyse

Bei der Beurteilung des Blutes unter dem Dunkelfeldmikroskop sind in der Hauptsache folgende Bestandteile von Bedeutung:

1. **Das rote Blutbild**
2. **Das weiße Blutbild**
3. **Das Blutplasma und die darin enthaltenen Formen**
4. **Der Rand des Blutstropfens**

Die erste Betrachtung sollte ohne jede Verzögerung sofort nach der Blutentnahme erfolgen, da sich aufgrund der veränderten Milieubedingungen (Temperatur, Luft, Licht usw.) innerhalb von Sekunden oder Minuten wesentliche Veränderungen gegenüber der Ausgangssituation ergeben können. Zusätzlich sollten Sie dann meiner Meinung nach den Blutstropfen nach 6, 12 und 24 Stunden weiter beobachten. Gerade schwerwiegende Belastungen des Patienten zeigen sich in aller Regel erst nach Stunden. Sie sind oft in den Blutkörperchen verborgen (*Endobiose*) und kommen erst in der Eintrocknungsphase wieder zum Vorschein. Interessanterweise haben schwerkranke Patienten oft auf den ersten Blick ein auffällig gutes Blutbild. Die tatsächliche Situation können Sie nur erkennen, wenn Sie den Tropfen langfristig beobachten. Die Tatsache, wie schnell sich das Blut auflöst oder wie lange z.B. die Symprotite und Leukozyten aktiv bleiben, sagt außerdem viel über die vitale Lebenskraft des Patienten.

In meinen Anfangsjahren habe ich den Fehler gemacht, erst nach 12 oder 24 Stunden wieder ins Mikroskop zu schauen. Heute weiß ich, dass das zu spät ist. Viele Phänomene sind dann schon wieder verschwunden. Schauen Sie daher bitte zum ersten Mal spätestens nach 6 Stunden, auch am Abend und am Wochenende! Für die Terminplanung bedeutet das, dass Sie die Untersuchung eigentlich nur am frühen Vormittag durchführen können.

Für mich ist bei der Beurteilung immer der erste Gesamteindruck besonders wichtig. Das, was mir gewissermaßen ins Auge springt. Es gibt fast immer irgend etwas, was dominierend ist: Ist das Bild klar oder verschwommen? Finden sich besondere Erythrozytenformen wie Geld- oder Darmrollen? Wie ist die Symprotitaktivität? Bei der Beurteilung der Phänomene spielt generell sowohl die Qualität als auch die Quantität eine Rolle. Phänomene, die selten vorkommen und relativ klein sind, sind weniger pathogen als große, zahlreich auftretende.

Interessant ist auch die Tatsache, dass der Blutstropfen selten homogen ist. Wir finden fast immer an verschiedenen Stellen der Blutprobe völlig unterschiedliche Phänomene. Ich erkläre das dem Patienten dann so, dass er und sein Körper auch nicht homogen sind und schon ein einziger Blutstropfen eben alle Informationen spiegelt. Nur bei einer klar dominierenden Situation erhalten wir gelegentlich auch ein völlig homogenes Bild. In letzter Zeit habe ich auch immer wieder Patienten, bei denen es aussieht, als ob zwei Blutbilder übereinander liegen würden. Auf Rückfrage wird mir dann bestätigt, dass das durchaus der Realität entspricht, die der Patient erlebt, einem Gefühl der Zerrissenheit, mal so und mal so.

Nach welchem System Sie die Blutprobe betrachten, bleibt natürlich Ihnen überlassen. Ich verschaffe mir normalerweise mit dem 10er-Objektiv (100fache Vergrößerung) zuerst einen kurzen Überblick, ohne dass der Patient das mit verfolgen kann. Falls ich aber dabei auf interessante Phänomene stoße, schwenke ich sofort das 100er-Objektiv (1.000fache Vergrößerung) ein und bespreche das entsprechende Bild mit dem Patienten. Das 10er-Objektiv ermöglicht auch das Erkennen großflächiger Phänomene, z.B. einer massiven Leber- oder Darmbelastung. Im 100er-Objektiv sehen Sie davon nur relativ kleine Ausschnitte.

Ich beginne die Betrachtung in der Regel immer in der Mitte, bewege den Ausstrich zuerst nach oben bis zum Rand, dann nach unten bis zum Rand und wieder zurück zur Mitte. Von da gehe ich dann bis an den rechten Rand und zuletzt bis an den linken Rand. Für diesen Vorgang brauchen Sie mit entsprechenden Erklärungen etwa 1½ Stunden, je nachdem, wie interessiert der Patient das Geschehen mit verfolgt. Ich mache daher sehr gerne Dunkelfelduntersuchungen mit Paaren (Ehepaare, Paare ganz allgemein oder Elternteile mit Kind). Ich habe dann 2 - 3 Stunden Zeit zur Verfügung und muss viele Phänomene nur einmal erklären.

Eine weitere Möglichkeit ist, das ganze Bild konsequent durchzurastern, indem Sie in der Senkrechten bleiben und immer eine Bildbreite nach rechts oder links gehen. Dieses Verfahren ist aber sehr zeitaufwendig und benötigt 3 - 4 Stunden, kann aber bei einem schwerkranken Patienten durchaus sinnvoll sein. In bestimmten Situationen beobachte ich das Blut eine ganze Woche lang!

Es ist hier wie auch sonst im Leben: Manche Menschen tragen ihre Probleme wie auf einem silbernen Tablett vor sich her, andere wieder offenbaren möglichst wenig von sich. Mir ist es generell lieber, wenn die bestehenden Probleme des Patienten im Dunkelfeld auch sichtbar sind. So erkläre ich das auch den Patienten, die oft regelrecht erschrocken sind über den Zustand ihres Blutes und die Vielzahl der erkennbaren Belastungen. Meine Version dazu ist: Alles was man sieht, kann man auch gezielt behandeln und nach einer gewissen Zeit auch wieder kontrollieren.

Hier noch eine Bemerkung zu der häufigen Frage, ob man es im Dunkelfeld auch Anzeichen einer Kebserkrankung erkennen kann. Ich verneine das grundsätzlich. Meine ganze Erfahrung aus mehr als 20 Jahren mit zahlreichen Krebspatienten hat gezeigt, dass das Blutbild von Krebspatienten nicht entscheidend anders aussieht als bei anderen Erkrankungen. Wir finden auch da Milieustörungen, Regulationsblockaden, Leberstörungen, Störungen des Immunsystems usw. Voraussetzung für eine Krebserkrankung sind meiner Meinung nach weniger die für uns erkennbaren Ursachen als vielmehr eine spezifische Disposition, nicht selten auch eine familiäre Disposition. Und insgesamt gesehen ist Krebs natürlich eine komplexe Erkrankung, bei der zahlreiche andere Faktoren eine entscheidende Rolle spielen: Ernährung, Lebensführung, Rauchen, Alkohol usw. und nicht zuletzt natürlich die Psyche.

Wir gehen bei Krebspatienten daher therapeutisch zuerst einmal auch nicht anders vor als üblich, d.h. wir versuchen die vorliegenden Störungen zu beseitigen und damit den Organismus in die Lage zu versetzen, seine Arbeit zufriedenstellend durchzuführen. Für mich ist Krebs in erster Linie ein Energieproblem.

Wenn der Organismus nicht mehr in der Lage ist, mit Hilfe der normalen Sauerstoffoxidation in den Mitochondrien die erforderliche Energie sicher zu stellen, steigt er aus diesem System auf Gärungsstoffwechsel um und sichert so ein Minimum an Energie. Insofern ist das eigentlich eine lebenserhaltende Maßnahme und jederzeit reversibel, wenn die gesundheitlichen Schäden nicht schon zu weit fortgeschritten sind.

Ich bin sehr zurückhaltend in Bezug auf Äußerungen wie „Präcancerose“ und dergleichen. Ich nehme deshalb auch Begriffe wie „Krebs“ oder „Leukämie“ grundsätzlich nicht in den Mund. Die Patienten sind während einer Dunkelfelduntersuchung sehr hellhörig und man sollte alles vermeiden, was sie beunruhigen könnte. Gerade, wenn der Verdacht auf eine schwere Krankheit besteht, sollte man dem Patienten vielmehr Zuversicht vermitteln. Mit Angstmachen würde man nur die Problematik verschlimmern. Das überlassen wir gerne der Schulmedizin, die ja immer gerne damit arbeitet (Impfen, Antibiotika, Hormone, Blutdruck, Cholesterin, Chemotherapie usw.)

Die technischen Anforderungen

Wenn Sie sich dazu entschließen, die Dunkelfeldmikroskopie in Ihrer Praxis zu realisieren, benötigen Sie:

- ein gutes Dunkelfeldmikroskop mit zwei Objektiven (z.B. HUND H600 LL) (10er Objektiv = 100-fache und 100er Objektiv = 1.000-fache Vergrößerung)
- eine Video-Überwachungskamera (Analog, USB 2.0, USB 3.0, HDMI)
- einen PC mit einem hochwertigen Flachbildschirm oder einen Laptop
- ein Programm zur Verarbeitung und Speicherung von Bildern und Videos

Nicht mehr, aber möglichst auch nicht weniger. Es gibt preiswerte und teure Mikroskope und Videokameras von den unterschiedlichsten Herstellern. Es ist keineswegs sicher, dass Sie in der Praxis mit teureren Geräten bessere Ergebnisse bekommen. Es ist z.B. keineswegs gewährleistet, dass eine doppelt oder dreimal so teure Kamera tatsächlich ein besseres Bild liefert. Es ist durchaus auch möglich, dass sie mit ihr ein schlechteres Bild bekommen.

Wir haben umfangreiche und zeitraubende Versuche durchgeführt, in denen wir alle Bestandteile in unterschiedlichster Zusammensetzung getestet haben. Nur so kann man eine hochwertige und bezahlbare Ausstattung finden. Alle Bestandteile müssen optimal aufeinander abgestimmt sein. (Auf Wunsch können Sie von mir ein Exposé für eine sinnvolle, praxisgerechte und bezahlbare Dunkelfeld-Ausstattung mit allen erforderlichen Informationen erhalten.)

Eine Videokamera und einen Flachbildschirm, bzw. einen Laptop halte ich für unverzichtbar, da der Patient und eventuelle Begleitpersonen sonst nicht sehen und nachvollziehen können, was Sie erklären. Die Dunkelfeldmikroskopie lebt von der Erklärung der einzelnen Bilder. Erstaunlicherweise kommen aber immer wieder Patienten zu mir, die schon Dunkelfelduntersuchungen durchführen ließen, aber noch nie ein lebendes Bild ihres Blutes gesehen haben. Ich weiß nicht, wie man so dem Patienten klar machen will, welche therapeutischen Maßnahmen erforderlich sein werden, um seine Probleme zu lösen. Sie können ein altes Mütterchen, das möglichst auch noch Brillenträgerin ist, nicht durch ein Mikroskop schauen lassen, was sie sicher vorher noch nie in ihrem Leben gemacht hat und was für sie daher purer Stress ist.

Von großer Bedeutung ist ein Computerprogramm, mit dem Sie die Dunkelfeldbilder verarbeiten, speichern und später - nach durchgeführten therapeutischen Aktivitäten - über Jahre hinweg vergleichen können. Oft werden zu diesem Zweck komplizierte Programme für viel Geld angeboten. In der Praxis brauchen Sie das nicht. Es genügt ein Programm, mit dem Sie Bilder abspeichern und kurze Videos bewegter Bilder aufzeichnen können. Ich habe an der Entwicklung eines derartigen Programms mitgearbeitet. Sie können es für weniger als 30 € im Internet herunterladen.

Es bestehen auch noch weitere Möglichkeiten der Dokumentation, z.B. mit Hilfe einer handelsüblichen digitalen Kamera. Ich habe das vor vielen Jahren auch eine Zeitlang gemacht. Es war mir aber auf die Dauer zu kompliziert und zu umständlich, die Bilder manuell zuzuordnen und zu archivieren, welche Bilder zu welchem Patienten gehörten. Für mich ist das bei den heutigen technischen Möglichkeiten nicht mehr zeitgemäß. Das Gleiche gilt auch für die Abspeicherung auf Videobändern.

Ein Thema von überragender Bedeutung ist für mich die Datensicherung. Ich verfüge heute über einen Fundus von ca. 150.000 Bildern aus mehr als 20 Jahren Dunkelfeldarbeit. Ich habe in dieser Zeit mit vielen Patienten 10, 15 oder 20 Dunkelfeld-Vitalblutuntersuchungen durchgeführt. Bei jeder neuen Untersuchung schauen wir am Schluss immer auch die früheren Bilder an, um festzustellen, was sich im Laufe der Zeit verändert hat. Ein Verlust dieser Bilder wäre für mich eine Katastrophe! Ich sichere daher die Bilder seit einigen Jahren online bei dropbox.com. Ich halte gerade die automatische Online-Sicherung für außerordentlich sinnvoll und unverzichtbar. Ich habe vor einigen Jahren einen Computercrash erlebt, bei dem ein Netzteil durchgebrannt ist und die Festplatte komplett zerstört wurde. Ohne entsprechende Datensicherung wären alle meine Bilder verloren gewesen!

Meine technische Ausstattung bestand über viele Jahre aus einem Mikroskop **Hund H 500 LL**, (das aktuelle Modell ist H 600 LL), einer analogen Videokamera **1/3" CCD SENTECH STC-635AS** mit externem 12V-Netzteil (wichtig! Bei einer 230V Kamera haben Sie die Spannung ständig direkt vor dem Kopf!), einem hochwertigen **21-Zoll-Flachbildschirm**, einem **VIDEOgrabber**, dem Programm **Video-Capturix** zum Verarbeiten und Abspeichern von Bildern und Videos und dem Bildbetrachtungsprogramm **ACDSee**. Diese Technik ließ eigentlich kaum noch Wünsche offen. Dachte ich!

Das Bessere ist der Feind des Guten! Und so habe ich vor einem Jahr meine Technik wieder einmal komplett aufgerüstet, nachdem die Kamera defekt war: Ich arbeite jetzt mit einer **HDMI-Kamera** und dem Programm **AverMedia**. Zusätzlich habe ich einen 55 Zoll TV-Bildschirm installiert, mit dem ich bei mehreren Besuchern und in meinen Seminaren Bilder in Originalqualität in beeindruckender Größe demonstrieren kann. Damit verfüge ich über das Optimum an Technik, das heute möglich ist. Mehr geht zur Zeit nicht! Sparen Sie bitte nicht an der Technik. Nur eine gute Ausstattung liefert auch gute Bilder!

Ein Problem, für das ich bisher keine Lösung gefunden habe, ist das Wiederauffinden bestimmter Stellen innerhalb des Blutstropfens bei späteren Betrachtungen. Ich würde mir das so wünschen, dass ich an einem Zusatzgerät einen bestimmten Punkt abspeichere und das Gerät diesen Punkt dann jederzeit wieder auffinden kann. Vielleicht findet jemand ja mal eine Lösung für dieses Problem. Alles entwickelt sich weiter und der technische Fortschritt liefert heute Möglichkeiten, die vor einigen Jahren noch unvorstellbar waren.

Wie und auf welchem technischen Niveau Sie einsteigen, ist Ihre persönliche Entscheidung und eine Frage Ihrer Bedürfnisse, Ihrer Anforderungen und Ihrer finanziellen Möglichkeiten. Denken Sie aber bitte daran, dass die Qualität Ihrer Arbeit und der Präsentation Ihrer Ergebnisse auch ganz wesentlich von Ihrer technischen Ausstattung abhängt. Wenn Ihnen das zu teuer wird, prüfen Sie auch einmal, alles einfach zu leasen, was bei uns im Gegensatz zu den USA immer noch sehr wenig genutzt wird. Es gibt Leasinggesellschaften speziell für medizinische Geräte. Sie können sich dann mit einer relativ geringen monatlichen Belastung eine hochwertige Ausrüstung anschaffen.

Berücksichtigen Sie bitte: Nur für eine qualitativ gute Arbeit und eine gute Präsentation mit einer guten technischen Ausstattung bekommen Sie auch ein gutes Honorar!

Das benötigte Verbrauchsmaterial

Für die Durchführung der Dunkelfeld-Vitalblutanalyse in der Praxis brauchen Sie folgendes Verbrauchsmaterial:

- Objektträger 76 x 26
- Deckgläser 22 x 22
- Immersionsöl
- Einmal-Lanzetten steril

1. Objektträger: Sie finden im einschlägigen medizinischen Fachhandel Objektträger in unterschiedlicher Qualität. Bestellen Sie ruhig verschiedene, legen Sie sie unter das Mikroskop und vergleichen Sie die Ergebnisse. Sie werden überrascht sein. Laut Verpackungsaufdruck sind die Gläser „gebrauchsfertig vorgereinigt"! Was das heißt, werden Sie sehr schnell feststellen. Wischen Sie einfach mal mit einem trockenen Tuch darüber. Sie werden sehen und spüren, dass sich ein schmieriger Film darauf befindet. Da die Art und Weise, wie der Blutstropfen auf dem Objektträger verläuft, entscheidend für die ganze Untersuchung ist, sind die Objektträger so für uns nicht verwendbar. Sie müssen sorgfältig gereinigt werden. Dazu mehr an anderer Stelle.

   Wir verwenden seit jeher nur das Fabrikat Elka (Assistent)
   (Lieferant: Methatec, Neu-Ulm, Art. Nr. 2406)

2. Deckgläser: Im Gegensatz zu den Objektträgern sind die Deckgläser normalerweise qualitativ unproblematisch.

3. Immersionsöl: Die Viskosität des Immersionsöls ist dagegen wieder von großer Bedeutung. Es darf nicht zu dünnflüssig und nicht zu zähflüssig sein. Da Sie das Blutpräparat sehr oft und während vieler Stunden unter dem Mikroskop hin und her bewegen, haben Sie sonst ein Problem.

   Unser bevorzugtes Fabrikat: Merck HX091806 (Lieferant: Apotheke)

4. Lanzetten: Ich habe in den ersten Jahren Lanzetten verwendet, die zu einem speziellen Lanzettiergerät (*Softclix*) gehören. Leider hat die Firma Böhringer als Produktverbesserung diese dann irgendwann so fein gemacht, dass sie für uns nicht mehr geeignet sind, weil man damit kaum noch einen zweiten Blutstropfen bekommt. Ich verwende sie daher nur noch bei Kindern oder Frauen mit sehr zarten Fingern. Sie werden das spüren, wenn Sie die Hand des Patienten anfassen.

   Im Normalfall benutze ich seit vielen Jahren spezielle, schonende Einmal-Lanzetten der Firma Braun (*Solofix*), mit denen der Vorgang der Blutabnahme sehr kontrolliert durchgeführt werden kann. Normale, handelsübliche Lanzetten halte ich nicht für geeignet, da mir deren Anwendung zu unkontrolliert ist. Wenn ich an diesem Tag besonders forsch bin, steche ich unter Umständen bis auf den Knochen. An anderen Tagen bin ich zu zaghaft und muss dann dreimal zustechen, womit natürlich auch nichts gewonnen ist. Einmal ist es zu wenig, ein andermal zu viel. Mit den speziellen Lanzetten ist dagegen ein kontrollierter, korrekter und für den Patienten schonender Einstich gewährleistet.

Die Reinigung der Objektträger und der Deckgläser

Eines der Hauptprobleme bei der Dunkelfeldmikroskopie ist das Reinigen der Objektträger. Alle Gläser im Handel sind angeblich gebrauchsfertig gereinigt. Was das bedeutet, können Sie sehr leicht nachprüfen. Das Glas ist trotzdem stark verschmutzt, oft mit einem schmierigen Film überzogen und in diesem Zustand für uns unbrauchbar. Sie vergrößern bei der späteren Betrachtung unter dem Mikroskop jede Verunreinigung tausendfach! Mögliche Reinigungsmethoden sind: Wasserdampf, Spülmittel oder Alkohol. Das Problem ist damit aber leider immer noch nicht gelöst! Es lässt sich kaum vermeiden, immer wieder Verunreinigungen unter dem Mikroskop zu haben und es besteht die Gefahr, diese dann als Phänomene des Patienten zu deuten! (⇨ Abbildungen S: 106) Wichtig ist es, das Problem zu kennen und zu schauen, wie man damit umgeht. Eine wirklich perfekte Lösung kenne ich auch nach mehr als 20 Jahren immer noch nicht!

Nach meiner heutigen Erfahrung sind die besten Ergebnisse mit heißem Wasser und Flüssigseife (z.B. *Sebamed*) zu erzielen. Die Objektträger damit mit Hilfe eines Schwammes reinigen, mit heißem, klarem Wasser abspülen und anschließend sofort mit einem nicht fusselnden, älteren Leinen-Geschirrtuch trocken wischen. Ich habe auch zahlreiche erfolglose Versuche mit modernen Microfasertüchern hinter mir und hatte damit im Dunkelfeld oft phantastische Phänomene in bunt schillernden Farben. Ich bin daher ganz schnell wieder zu meinen alten Geschirrtüchern zurückgekehrt. Hüten Sie sich vor Fehlinterpretationen, die durch fehlerhaftes Material verursacht werden. Hier ist im Interesse des Patienten allergrößte Sorgfalt geboten!

Überprüfen Sie daher bitte auch unbedingt jedes neue Paket Objektgläser auf herstellerseitig vorhandene Verunreinigungen. Reinigen Sie ein Glas nach Ihrer Methode und legen Sie es mit einem Tropfen Quellwasser (*Purolux, Volvic* usw.) unter Ihr Mikroskop. Sie werden überrascht sein, was Sie zu sehen bekommen. Auf jeden Fall laufen Sie so nicht Gefahr, Verunreinigungen der Objektträger als Probleme des Patienten zu interpretieren. Ich kenne Therapeuten, die lange Zeit Fussel von Wattetupfern, die zur Reinigung verwendet wurden, als Ascariden angesehen haben!

Der abgenommene Blutstropfen sollte unverzüglich unter das Deckglas, um einen längeren Kontakt mit der Luft zu vermeiden. In der Praxis bedeutet das, dass sich alles, was Sie benötigen, sorgfältig vorbereitet und griffbereit in Ihrer unmittelbaren Nähe befinden sollte. Von den Deckgläsern entfernen Sie sichtbaren Staub ganz vorsichtig durch Wegblasen oder ganz leichtes Abwischen mit einem nicht fusselnden Tuch.

Die Reinigung von Objektträger und Deckglas führe ich generell erst durch, wenn der Patient Platz genommen hat. Wenn Sie das längere Zeit vorher machen, haben Sie logischerweise wieder Fussel und Staubteilchen aus der Raumluft unter dem Mikroskop.

Die korrekte Blutabnahme

In diesem Punkt gehen die Meinungen weit auseinander. Manche Kollegen meinen, der Patient sollte unbedingt nüchtern sein, andere wieder bestellen die Patienten nach einem leichten Frühstück. Ganz wichtig ist mir in diesem Zusammenhang der Verzehr von tierischem Eiweiß. Machen Sie bitte versuchsweise eine Dunkelfeld-Blutuntersuchung, z.B. nach einer Mahlzeit, die nur aus einem Salat besteht oder nach dem Verzehr von einem Stück Fleisch oder anderem tierischem Eiweiß. Sie werden den Unterschied deutlich sehen können. Die Phänomene im Dunkelfeld sind nach dem Verzehr von tierischem Eiweiß ähnlich wie bei einer bestehenden Entzündung (erhöhte Symprotitaktivität = Verdauungsleukozytose).

Das tierische Fremdeiweiß aktiviert immer die Körperabwehr! Die Körperabwehr muss darauf reagieren, was natürlich Rückschlüsse auf die Ernährung generell zulässt. Wir übersehen diese Tatsache allzu gern und sagen: „Ich esse eben ein Stück Fleisch, weil es mir schmeckt und dann braucht mein Körper das auch!“ Tatsächlich ist das aber kein elementares Bedürfnis, sondern genussorientiert. Wie der Körper damit zurechtkommt, ist uns letzten Endes meist egal. (⇨ Literatur: Zoebl)

Tierisches Eiweiß verfälscht in jedem Fall die Untersuchungsergebnisse!

Inzwischen stellen wir aber fest, dass jegliche Nahrungsaufnahme das Immunsystem aktiviert. Der Grund dafür dürfte sein, dass wir nicht wirklich wissen, was wir zu uns nehmen, solange wir industriell produzierte Nahrungsmittel konsumieren. Die Nahrungsmittelindustrie arbeitet mit einem ganzen Arsenal künstlicher Zusatzstoffe, die bei uns in Deutschland oft gar nicht oder nur versteckt deklariert werden müssen!

Nach meiner Meinung sollte daher die Blutabnahme unbedingt morgens nüchtern erfolgen. Damit haben Sie, bzw. Ihre Patienten zwei Probleme: Erstens nüchtern, das heißt, es darf morgens vor der Blutabnahme allenfalls ein Tee (ohne Milch), möglichst aber nur Wasser getrunken werden. Und zweitens morgens zwischen 8 und 10 Uhr. Sie werden öfters hören, dass das aus irgendwelchen Gründen nicht möglich sei. Ich bin da aber seit vielen Jahren im Interesse einer qualitativ zuverlässigen Untersuchung zu keinem Kompromiss mehr bereit. Ein weiterer Grund ist, dass ich das auch zeitlich gar nicht darstellen kann, wenn ich die Bilder nach 6, 12 und 24 Stunden anschauen möchte. Machen Sie sich bitte folgendes klar: Eine Blutabnahme morgens um 10 Uhr bedeutet eine 12-Stunden-Überwachung um 22 Uhr abends! Nicht jeder wird dazu bereit sein. Ich mache das tagtäglich – seit vielen, vielen Jahren!

Ich habe das Ganze in den ersten Jahren meiner Dunkelfeldarbeit anders gesehen und ließ die Patienten nach einem leichten Frühstück kommen. Heute ist das für mich indiskutabel. Die Nahrung bringt auch, abhängig von der Konditionierung des Patienten, zu viele unkalkulierbare Faktoren in die Untersuchung.

Die Durchführung der Blutabnahme:

Eine korrekte Blutabnahme ist die Grundlage der Dunkelfeldmikroskopie und die Grundlage aller nachfolgend zu interpretierenden Phänomene. Eine falsche Blutentnahme bringt logischerweise falsche Ergebnisse! Gehen Sie daher bitte mit aller gebotenen Sorgfalt vor.

Weisen Sie die Patienten bitte darauf hin, dass sie am Tag der Blutuntersuchung keinerlei Handcreme oder Haupflegemittel verwenden sollten. Fragen Sie bitte vor der Blutabnahme noch einmal nach und schicken Sie die Patienten gegebenenfalls zum Händewaschen, wenn sie es vergessen haben sollten. Bei eingecremten Händen springt der Tropfen nicht über und Sie haben ein Problem. Falls es Ihnen in der Praxis trotzdem einmal passieren sollte, geraten Sie möglichst nicht in Stress. Bleiben Sie ruhig und wiederholen Sie die Blutentnahme an einem anderen Finger (niemals am gleichen Finger!) oder an der anderen Hand.

Nächster Punkt ist die Frage: Desinfektion der Einstichstelle, ja oder nein. Ich persönlich arbeite nur ohne vorherige Desinfizierung. Die von mir vorgenommene Veränderung durch die Desinfektion ist mir einfach zu unsicher und ich riskiere Fehlinterpretationen. Ich bin generell kein Vertreter unnötiger Desinfizierungsbemühungen. Für mich ist das mehr Kosmetik als Notwendigkeit. Wir unterschätzen, glaube ich - wie so oft - die Fähigkeiten pathogener Mikroorganismen. Ich kenne aber auch Kollegen, die mit unterschiedlichen Methoden desinfizieren und damit auch zurechtkommen. Wenn Sie desinfizieren, ist es in jedem Fall wichtig, dass Sie das Desinfektionsmittel lange genug ablüften lassen, da Sie sonst ganz sicher Veränderungen haben werden. Eine weitere Möglichkeit ist das vorherige Abwischen der Einstichstelle mit einem Tupfer ohne Desinfektionsmittel. Finden Sie einfach Ihre eigene Methode.

Nehmen Sie dann die Hand des Patienten und halten Sie sie einfach eine gewisse Zeitlang nur fest. So haben Sie durch die Berührung den ersten körperlichen Kontakt mit dem Patienten, sie spüren die Temperatur der Hand und vor allem auch jegliche Anspannung. Kalte Hände sind ein erster Hinweis auf eventuelle Durchblutungsstörungen oder fehlende Energie. Ich frage dann sofort, ob das öfters der Fall ist, ob der Patient gelegentlich auch kalte Füße hat und ob er unter Krampfadern leidet. Wenn der Patient kalte Hände hat, lassen Sie ihn diese solange schütteln oder leicht ineinander reiben, bis eine Erwärmung eintritt. Falls das nicht hilft, lassen Sie ihn die Hände mit warmem Wasser waschen. Es kann Ihnen sonst passieren, dass Sie keinen genügend großen Blutstropfen bekommen, oder dass es zu lange dauert, was nicht vorteilhaft ist.

Ein weiterer Punkt ist, dass durch den körperlichen Kontakt das bestehende elektrostatische Spannungsgefälle überbrückt wird. Manche Kollegen berühren aus diesem Grund vor der Blutabnahme die Hand des Patienten mit dem Objektträger. Mir ist der direkte körperliche Kontakt lieber. Wir sollten nicht vergessen: Früher hieß das Ganze „behandeln“. Die Hände sind unser primäres Handwerkszeug.

Ich erlebe es in meinen Seminaren aber auch immer wieder, dass die Hand des Probanden genommen und sofort zugestochen wird. Machen Sie das bitte nicht. Es fühlt sich für den Patienten nicht gut an. Lassen Sie ihm die Zeit, die er braucht, um sich auf den kommenden Vorgang einzustellen. Ich steche erst zu, wenn die Hand des Patienten völlig ruhig und entspannt in meiner liegt.

Stechen Sie nun mit einer Lanzette seitlich in den Ringfinger der linken Hand (bei einem Rechtshänder). Ist Ihr Patient Linkshänder, nehmen Sie den Ringfinger der rechten Hand. Bitte seitlich einstechen und nicht an der Fingerkuppe, da hier weniger Nervenbahnen verlaufen und es daher weniger schmerzhaft ist.

Die Blutabnahme am Ohrläppchen ist auch möglich. Um vergleichbare Resultate zu erhalten, muss die Abnahme dann aber immer am Ohrläppchen erfolgen. Ich persönlich halte die Abnahme am Ohr nicht für geeignet, da das Kapillarsystem zu fein ist, um größere Formen im Blut wie z.B. *Symplasten* durchzulassen. Nicht zuletzt sind auch unerwünschte Effekte im Sinne der Ohrakupunktur durchaus nicht auszuschließen.

Nächster Diskussionspunkt ist die Frage: Nimmt man den ersten oder den zweiten Blutstropfen?

Ich wische wie die meisten Therapeuten den ersten Blutstropfen generell mit einem Zellstofftupfer ab, da er unerwünschte Zellen und Verunreinigungen enthalten kann. Den zweiten, frei austretenden Tropfen lässt man dann ohne jeden Druck durch vorsichtiges Annähern auf das sorgfältig vorbereitete, griffbereite Deckglas „überspringen". Dabei sollte kein allzugroßer Druck auf den Finger ausgeübt werden, falls kein Blut austreten sollte, da die so austretende Gewebsflüssigkeit zu Fehlinterpretationen führen würde. Bitte auch den Patienten darauf hinweisen, da manche Leute sofort wie wild anfangen zu drücken, wenn kein Blut kommt.

Manche Therapeuten verwenden aber auch generell den ersten austretenden Blutstropfen. Wichtig ist dabei wie immer, dass man nach einem einheitlichen System verfährt, um vergleichbare Aussagen treffen zu können. Also nicht heute so und morgen wieder ganz anders verfahren.

Der Blutstropfen darf nicht zu klein, aber auch nicht zu groß sein, da auch das die Untersuchungsergebnisse verfälschen würde. Es können sich „unechte" „Geldrollen" oder „Darmrollen" bilden. Normalerweise liegen die Blutkörperchen flach zwischen Objektträger und Deckglas. Wenn der Tropfen zu dick und damit der Abstand zwischen beiden Gläsern zu groß ist, können Sie sich aufrichten und erscheinen dann als Rollen unter dem Mikroskop.

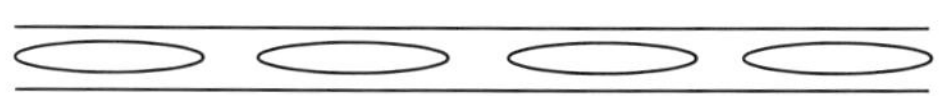

Abb. 2: korrekte Blutabnahme

Abb. 3: zu dicker Tropfen

Es gibt immer wieder auch Patienten, die sofort sehr stark bluten. In diesem Fall stille ich die Blutung, warte einen Augenblick und steche dann noch einmal ganz vorsichtig an einem anderen Finger oder an der anderen Hand. Jetzt wische ich auch den ersten Tropfen nicht mehr ab, sondern nehme gleich den ersten Tropfen, solange er noch klein genug ist. Bei starker Blutung zu warten, bis diese nachlässt, ist nicht sinnvoll, da sich während dieser Zeit im Blut starke Veränderungen ergeben können, z.B. in Bezug auf die Körperabwehr, die natürlich sofort reagiert.

Nach der Blutabnahme legen Sie das Deckglas vorsichtig auf den Objektträger mit dem Blutstropfen. Wenn der Blutstropfen von alleine verläuft, lassen Sie es dabei. Wenn er nicht verläuft, was gelegentlich auch vorkommt, tippen Sie ganz leicht - aber wirklich nur ganz leicht - an einer oder mehreren Ecken auf das Deckglas.

Bei manchen Patienten hat man den Eindruck, das Blut wäre zu dickflüssig und würde nicht verlaufen. Nach der beschriebenen Manipulation verläuft es dann aber oft doch sehr schön. Ich denke, das hat etwas mit der Oberflächenspannung zu tun. Vermeiden Sie bitte aber unbedingt, zu fest zu drücken. Sie würden damit die Blutprobe völlig ruinieren. Die Erythrozyten sind sehr empfindlich und platzen sofort. Es gibt aber durchaus auch den Fall, dass der Blutstropfen überhaupt nicht verläuft. In diesem Fall nehmen Sie einen weiteren Tropfen aus einem anderen Finger. Der Tropfen sollte so verlaufen, dass er im Inneren ganz hell ist und einen klaren, dünnen, roten Rand hat. Einen kompakten Tropfen zu interpretieren, der überhaupt nicht verläuft, macht keinen Sinn. Sie erhalten nur Geld-, bzw. Darmrollen.

Der Blutstropfen sollte möglichst so verlaufen, dass kein Randschluss entsteht. Mit einer korrekten Blutabnahme erreichen Sie das in vielen Fällen, manchmal aber auch nicht. Das Problem ist dann, dass ein Luftkontakt entsteht und die Langzeitbeobachtung dadurch beeinträchtigt werden kann. Wenn die Blutstropfen bei Ihnen immer das komplette Deckglas ausfüllen und an allen vier Rändern so ein Randschluss entsteht, sind die von Ihnen produzierten Tropfen zu groß! Ändern Sie dann Ihre Abnahmetechnik so, dass Sie kleinere Tropfen bekommen, die maximal ⅔ bis ¾ der Deckglasfläche erreichen.

Nach der Blutentnahme gibt man dem Patienten einen bereit liegenden Tupfer, um die Blutung zu stillen. Sterile Tupfer sind auch hier nicht erforderlich!

Bei der ersten Dunkelfelduntersuchung frage ich sicherheitshalber und im Rahmen meiner Sorgfaltspflicht alle Patienten vor der Blutentnahme nach eingenommenen Medikamenten und eventuellen Risikofaktoren. Ich habe aber noch keinen Fall erlebt, der mich anschließend daran gehindert hätte, die beabsichtigte Blutuntersuchung durchzuführen, so z.B. auch nicht bei Marcumar-Patienten!

Tipps zu Fehlermöglichkeiten:

Größere freie Stellen im Blutstropfen:	Glas nicht fettfrei, elektrostatisch geladen oder schwarzes Loch (⇨ S: 61)
Starke Bewegung im Gesichtsfeld:	Randschluss durch zu großen Tropfen, abfließendes Serum oder Eindringen von Immersionsöl

Die Vorbereitung der Blutbetrachtung

Das fertige Blutpräparat können Sie jetzt zur Beobachtung unter das Mikroskop legen:

- Geben Sie dazu einen Tropfen Immersionsöl auf den DF-Kondensor. Vermeiden Sie generell, den Kondensor mit Öl zu überschwemmen!

- Legen Sie dann den Objektträger in die dafür vorgesehene Halterung des Mikroskops und drehen Sie den Kondensor ganz vorsichtig und ohne jeglichen Druck auszuüben solange nach oben, bis er Kontakt mit dem Objektträger hat. Danach drehen Sie die Höhenverstellung des Kondensors ganz leicht zurück.

- Schwenken Sie jetzt das 10er-Objektiv ein, stellen Sie die beiden Okkulare auf den richtigen Abstand für Ihre Augen ein und schauen Sie dann einmal durch. Bei richtiger Einstellung sollten Sie einen zentralen weißen Fleck sehen. Wenn er sich nicht in der Mitte befinden sollte, korrigieren Sie das mit den beiden Zentrierschrauben des Kondensors. Sollte sich in der Mitte des weißen Flecks eine dunkle Stelle befinden, korrigieren Sie ganz vorsichtig mit dem Drehknopf des Kondensors solange, bis der dunkle Fleck verschwunden ist.

- Stellen Sie dann das Bild mit der Feinjustierung scharf. Probieren Sie einfach ein bisschen.

Es ist in der Praxis nicht so kompliziert, wie es sich hier anhört. Verstellen Sie ruhig auch einmal absichtlich den Kondensor, um dahinter zu kommen, wie man das korrigiert. So sollten Sie z.B. auch eine Ersatzglühbirne für das Mikroskop im Haus haben und wissen, wie man diese auswechselt!

Geben Sie jetzt ein bis zwei Tropfen Immersionsöl auf das Deckglas, also oben auf das fertige Blupräparat, und schwenken Sie das 100er-Objektiv ein. Stellen Sie das sichtbare Bild erneut scharf, entweder im Mikroskop oder, wenn Sie mit irgendeiner Bildwiedergabe arbeiten, auf dem Fernsehgerät oder dem Bildschirm. Bei der weiteren Betrachtung schauen Sie jetzt nur noch auf dieses Bild und nur bei unklaren Phänomenen durch das Mikroskop. Die Auflösung des Mikroskops wird immer besser sein, als das Bild eines PC-Bildschirms oder eines Fernsehgerätes.

Korrigieren Sie das Bild mit Hilfe der Blende am Objektiv solange, bis das Ergebnis zufriedenstellend ist. Wenn Sie außen um das Bild einen hellen Hof haben, drehen Sie die Blende solange zu, bis er verschwindet. Bei der Scharfstellung arbeiten Sie bitte generell nur mit der Feinjustierung. Sie werden sonst alle Mühe haben, wieder ein scharfes Bild zu erhalten. Falls das aber trotzdem passieren sollte, schwenken Sie wieder das 10er-Objektiv ein und stellen Sie mit diesem scharf. Erst danach gehen Sie wieder auf das 100er Objektiv zurück. Eine Scharfstellung bei verstelltem Mikroskop ist mit dem 100er-Objektiv kaum möglich.

Wenn Sie nur einen Patienten haben, lassen Sie das Präparat zur weiteren Beobachtung unter dem Mikroskop. Wenn Sie weitere Patienten haben, nehmen Sie das Präparat aus dem Mikroskop, notieren mit einem Filzschreiber die Initialen des Patienten auf dem weißen Beschriftungsrand und legen das Präparat auf einem Tupfer ab. Sie können es so jederzeit wieder unter das Mikroskop legen. Ich wische generell nach jeder Blutbetrachtung das Öl auf dem Kondensor mit einem Tupfer ab.

Es ist einfach sicherer, wenn man jedes Mal wieder mit einem neuen Tropfen Öl arbeitet. Sonst hat man irgendwann doch die unerwünschte Überschwemmung.

Probieren Sie alle diese Vorgänge bitte in aller Ruhe mit Angehörigen, Freunden oder Bekannten solange aus, bis Sie sich halbwegs sicher fühlen. Stürzen Sie sich nicht vor lauter Begeisterung über Ihre neue Errungenschaft gleich auf den nächstbesten Patienten! Glauben Sie mir bitte: Es ist eine mittlere Katastrophe, mit einem Patienten vor dem Mikroskop zu sitzen und kein vernünftiges Bild hinzubekommen!

Tipps zu Fehlermöglichkeiten:

Alles zu dunkel oder kein Bild:	- Stromzufuhr, Glühbirne, Spannungsregler überprüfen - Kondensor verstellt? - Objektiv richtig eingerastet? - fehlendes Immersionsöl? - Irisblende am 100er-Objektiv zu?

Die Untersuchungsergebnisse

Die Dunkelfelduntersuchung ist bei uns grundsätzlich die erste Maßnahme bei jedem neuen Patienten, also vor jeglicher Anamnese. So ist es für den Patienten viel glaubhafter und auch eindrucksvoller, als wenn ich nur das bestätige, was er mir vorher während der Anamnese schon gesagt hat.

Während der Untersuchung ist für mich zuerst einmal der Gesamteindruck wichtig, das, was gewissermaßen sofort ins Auge springt. Dabei achte ich auf die Phänomene, die sich mehr oder weniger aufdrängen. Wichtig ist auch, ob ein Phänomen (z.B. ein Symplast) groß oder klein und ob es selten oder häufig zu sehen ist. Daher hier an dieser Stelle meine Bitte: Interpretieren Sie nur, was Sie klar erkennen und zuordnen können, und getrauen Sie sich ruhig, auch einmal zu sagen: Ich weiß es nicht. Ich leiste mir das auch heute noch bei jeder Untersuchung und - glauben Sie mir - es macht sich gut. Es gibt genügend Leute in der Medizin, die sich gerne als Halbgötter aufspielen!

Ich zeige dem Patienten im Verlauf der Untersuchung alles, was mir auffällt, und frage ihn, ob er unter entsprechenden Symptomen leidet. Wenn er es nicht bestätigen kann, handelt es sich in der Regel nur um eine Disposition. Ich frage ihn dann, ob es in seiner Familie (Vater, Mutter, Großeltern usw.) derartige Fälle gibt (z.B. Rheuma, Herz-Kreislauf-Erkrankungen, Allergien usw.).

Wichtig: Die Dunkelfelduntersuchung des Blutes ist keine wissenschaftliche, sondern eine Erfahrungsmethode, d.h. die Erklärung aller Phänomene beruht auf der Erfahrung des jeweiligen Therapeuten. In diesem Zusammenhang stellt sich die Frage, was tatsächlich wissenschaftlich ist. Für mich ist das die Mathematik oder die Physik, aber niemals die Medizin! Der Mensch ist keine Maschine!

Die Dunkelfeldmikroskopie liefert auch keine zahlenmäßigen Ergebnisse. Wenn ich Zahlen brauche, schicke ich die Patienten zum Arzt. Das Gleiche gilt bei Verdacht auf ernsthafte Organprobleme. Im Zweifelsfall schicke ich so Patienten durchaus auch mal zu einer schulmedizinischen Blutkontrolle, um z.B. den Hämatokrit und andere Werte überprüfen zu lassen, oder zu anderen medizinischen Abklärungen. Es ist sehr wichtig, dass Sie als Heilpraktiker im Rahmen Ihrer Sorgfaltspflicht immer auch Ihre Grenzen kennen. Wobei ich klar zwischen Abklärung und Behandlung unterscheide. Abklärung ist eine Sache, die Behandlung eine ganz andere.

Hier an dieser Stelle meine Ansicht zum Thema Candida-Pilze im Dunkelfeld:

Sie können keine Pilze im Dunkelfeld sehen! Pilze im Dunkelfeld wären ein Hinweis auf den kurzfristig bevorstehenden Tod des Patienten! Es gibt Kollegen, die das anders sehen. Wenn Sie an diesem Thema interessiert sein sollten, setzen Sie sich mit diesen in Verbindung. Es gibt auch Kollegen, die angeblich Schwermetallbelastungen und vieles mehr im Dunkelfeld erkennen können. Und es gibt Kollegen, die die sichtbaren Phänomene konkreten Stellen im Körper zuordnen können. Ich kann das alles nicht und halte es nach langer Erfahrung auch nicht für glaubhaft.

Parallel zur Untersuchung werden alle interessanten Bilder und Videos abgespeichert (insgesamt bei einer Untersuchung bis zu 100 Bilder und Videos über einen Zeitraum von 24 Stunden). Diese stelle ich dann nach Abschluss der Untersuchung den Patienten, wenn sie es wünschen, auf einer CD oder per Verlinkung mit dropbox.com zur Verfügung, zusammen mit einer Liste der häufigsten Fachbegriffe.

Bei einer sorgfältigen, gewissenhaften Dunkelfeld-Untersuchung werden Sie immer die gravierenden Probleme des Patienten herausfinden können!

Eine häufige Frage in meinen Seminaren bei der Blutbetrachtung im Dunkelfeld ist:
Was mache ich nun bei dem oder jenem spezifischen Phänomen und welche Mittel von SANUM setze ich ein?

Meine klare Antwort auf diese Frage ist:
Ich werde nie mit dem oder jenem einzelnen Mittel auf ein Phänomen im Blutbild reagieren. Ich bin grunsätzlich nicht der Therapeut, der mit einem einzelnen Mittel auf ein bestimmtes Problem reagiert. Ich werde immer versuchen, nach Abklärung aller Probleme des Patienten zuerst einmal das Milieu und die Regulation zu normalisieren. Häufig ist der erste Schritt in unserer Praxis die Darmsanierung als zentrale Milieumaßnahme. Danach, bzw. nach ca. 6 Monaten, schaut man sich wieder das Blut an, und dann besteht auch die Möglichkeit, auf der jetzt geschaffenen Basis einzelne Phänomene, bzw. die noch vorhandenen Störungen gezielt zu behandeln.

Ausnahme sind natürlich Akutsituationen, bei denen man sofort aktiv werden muss. Einer Patientin, die wegen eines akuten Blaseninfekts kommt, kann ich nicht sagen, wir machen jetzt erst einmal ein paar Wochen Milieutherapie. Hier ist Soforthilfe geboten. Alles anderer wäre unterlassene Hilfeleistung. Ich mache das z.B. auch am Wochenende! Ich weise aber bei dieser Gelegenheit darauf hin, dass die Behandlung der Akutsituation nur eine Symptombehandlung ist und eine dauerhafte Lösung nur durch geeignete Maßnahmen erfolgen kann.

Klassische Hämatologie

Bevor wir uns jetzt den einzelnen Phänomenen im Dunkelfeld und ihrer Interpretation zuwenden, ist es durchaus sinnvoll, sich kurz mit den wissenschaftlichen Grundlagen der klassischen Hämatologie zu beschäftigen. Auch ein Heilpraktiker sollte die wesentlichen Merkmale der Blutkörperchen im Dunkelfeld erkennen können.

Dazu die folgenden Tafeln der IG-DF:

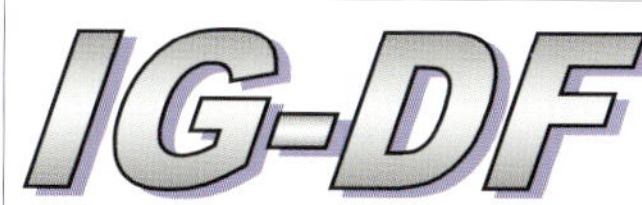

Die Interessengemeinschaft für Dunkelfeld- u. Blutdiagnostik
Friedwart Ziegler Heilpraktiker • Bettina-v.Arnim-Str. 19 • 24568 Kaltenkirchen
Tel 04191-956848 • Fax: 04191-957424 • Faxabrufinfo:
Email: info@ig-df.de • Internet: www.IG-DF.de oder www.Pleomed.com

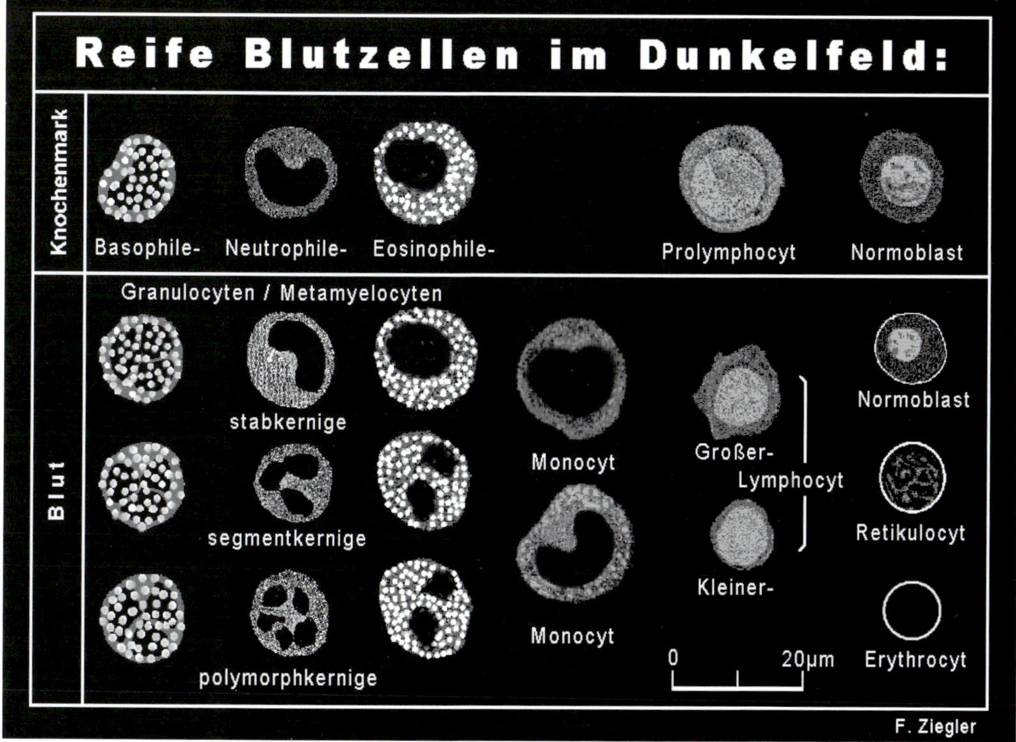

Beachten Sie bitte:

Basophile Granulozyten haben generell drei Kernsegmente. Die hier abgebildete sogenannte "basophile Tüpfelung" ist nur bei der Pappenheimfärbung so zu sehen. Im Dunkelfeld sieht man dagegen die drei Kernsegmente ohne die darüberliegende Tüpfelung.

Eosinophile Granulozyten haben ursprünglich ein Kernsegment, später dann maximal zwei.

Weitere Erläuterungen dazu auf den folgenden Seiten.

Zellart	Zellgröße und Durch-messer	Kern	Cytoplasma	Granula
Basophile Granulozyten	mittelgroß (um 14 µm)	vielgestaltig, eingestülpt, (grobe Chroma-tin-struktur)	gegenüber den Ker-nen mittlerer Cyto-plasma-Anteil voller Granula	schwach leuchtend, meist zahlreiche, verschieden große, kugelförmige Gra-nula, die auch über dem Kern liegen
Neutrophile Granulozyten	mittelgroß (um 15 µm)	stabförmig, gebogen, oder segmentiert, meist 3-4 Segmente (grobe Chromatin-struktur)	gegenüber den Ker-nen großer Cytoplas-ma-Anteil voller Gra-nula	schwach leuchtend, ganz fein
Eosinophile Granulozyten	mittelgroß (um 16 µm)	stabförmig oder seg-mentiert, i.d.R. maxi-mal 2 Segmente (grobe Chroma-tin-struktur)	gegenüber den Ker-nen großer Cytoplas-ma-Anteil voller Gra-nula	stark leuchtend, zahlreiche gleich große und bläs-chenförmige Granula, die den Kern i.d.R. freilassen
Monozyten	groß (16-20 µm), oft nicht rund, sondern unregel-mäßig begrenzt	gelappt, eingebuchtet bis stabförmig (feine Chroma-tin-struktur)	breiter Cytoplasmasaum	schwach leuchtend, sehr fein, in dichten Wol-ken liegend, können auch fehlen
Lympho-zyten	klein (um 12 µm) teilweise Erygrö-ße	rund oder selten leicht eingebuchtet (dichtes mäßig feines Chromatinnetz)	meist schmaler Cyto-plasmasaum	schwach leuchtend, fehlen meist, bei ca. 20% vereinzelte feine, scharf begrenzte Granula mit dunklerem Hof sichtbar
Erythrozyten	scheibenförmig, Durchmesser um 7-8 µm, dick um 2,5 µm	bei unreifen Erythro-zyten (Normoblast) rund	reifer Ery vollständig gefüllt ohne sichtbare Inhalte	reifer Ery ohne, unreife (Retikulocyten) mit körnchen- bis netzartigen Kernresten

Die Blutkörperchen werden wie folgt unterschieden:

1. **Erythrozyten** (rote Blutkörperchen)
2. **Leukozyten** (weiße Blutkörperchen)
3. **Thrombozyten** (Blutplättchen)

Die Leukozyten bilden den wesentlichen Teil der Körperabwehr, des Immunsystems. Sie werden wie folgt unterteilt:

Granulozyten (Basophile, Neutrophile, Eosinophile)
Lymphozyten (T-Lymphozyten, B-Lymphozyten)
Monozyten

Basophile Granulozyten:

Die basophilen Granulozyten stellen nur ca. 1% der Leukozyten. Sie haben als einzige keine Abwehrfunktion (Phagozytose). Ihre Aufgabe ist die Sekretion von Heparin, um der Blutgerinnung entgegenzuwirken und die Durchblutung an Entzündungsherden zu fördern.

Basophilie: begleitet oft myeloproliferative Syndrome wie CML oder Polycytaemia vera, Krankheiten mit starker Hyperlipidämie wie nephrotisches Syndrom, Nephritis, Myxödem, Diabetes mellitus, Colitis ulcerosa u.a., Überempfindlichkeitsreaktionen auf Nahrungsmittel und bestimmte Medikamente wie Glukocorticoide und Östrogene.

Neutrophile Granulozyten (Mikrophagen):

Die Neutrophilen (Neutros) stellen mit ca. 70% die größte Gruppe der gesamten Leukozyten. Ihre Aufgabe ist die Phagozytose kleiner Teilchen (Bakterien). Sie können sich amöboid fortbewegen. Bei einer Infektion oder Entzündung gehen größere Mengen neutrophiler Granulozyten zugrunde. Als Ersatz werden vermehrt stabkernige, d.h. jugendliche, unreife „Neutros" aus dem Knochenmark ausgeschwemmt. Man spricht dabei von einer **„Linksverschiebung"**. Eine starke Linksverschiebung ist ein deutlicher Hinweis auf ein leukämisches Geschehen und bedarf der Abklärung.

Linksverschiebung am Beispiel der chronisch-myeloischen Leukämie

Die Verteilungskurve der neutrophilen Granulocyten ergibt eine Normal-Verteilung (*Gauß-Verteilung*). Kommt es aufgrund von Infektionskrankheiten oder Entzündungen zu einer Zunahme der stabkernigen neutrophilen Granulocyten, so spricht man von einer Linksverschiebung, da sich die Verteilungskurve nach links verschiebt.

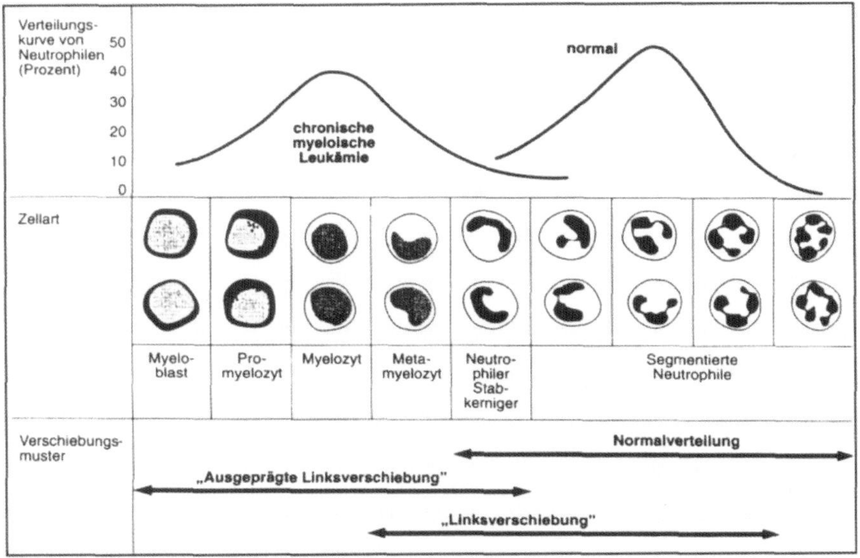

Abb. 12 Linksverschiebung, Richter "Lehrbuch für Heilpraktiker" Urban & Schwarzenberg 2.Auflage 1993

Sollten im Blutbild dagegen lediglich „alte Neutros" mit bis zu 7 oder 8 Segmenten und keine oder extrem wenige „jugendliche" zu finden sein, spricht man von einer „**Rechtsverschiebung**". Als Ursache kann eine Störung im blutbildenden Knochenmark vorliegen (Vitamin B_{12}-Mangel). Gleichzeitig findet man im Blutbild dann auch relativ große Erythrozyten.

Neutrophilie: bei den meisten bakteriellen Infektionen und lokalen bakteriellen Entzündungen, Schwangerschaft, Gewebsnekrosen (Herzinfarkt, Verbrennungen), Tumoren, Stoffwechselentgleisungen, Überfunktion von NNR, NNM oder Schilddrüse u.a.

Neutropenie: bei Virusinfektionen, einigen bakteriellen Infektionen wie Typhus, Mb Bang oder Maltafieber, Knochenmarksinsuffizienz und Vorstadien myeloischer Leukämien

Agranulozytose (völliges oder fast völliges Fehlen der Neutrophilen im Blut): nach Einwirkung von Pharmaka oder chemischen Substanzen, die das Knochenmark schädigen können wie z.B. Antibiotika, Sulfonamide, Thyreostatika, Zytostatika, Barbiturate u.a. und Autoimmunerkrankungen wie Lupus erythematodes.

Eosinophile Granulozyten:

Die Eosinophilen stellen ca. 4% aller Leukozyten. Ihre einzige Aufgabe ist die Phagozytose von Fremdeiweiß! Sie sind daher vermehrt bei **Allergien** und **Parasitenbefall** anzutreffen. Bei vielen akuten Infektionen verschwinden die Eosinophilen, um dann in der Heilphase zum Aufräumen vermehrt wieder aufzutauchen. Man bezeichnet das wegen der Möglichkeit der eosinen Anfärbung ihrer Granula auch als „*Morgenröte der Genesung*".

Eosinophilie: bei Allergien, Parasitenbefall, malignen Lymphomen (Mb Hodgkin bei 30% aller Fälle, CML), Infektionen nach der Akutphase, Mb Addison u.a.

Eosinopenie: bei Infektionen in der akuten Phase, Hypercorticoidismus (Mb Cushing, NNR-Adenom/Tumor, OP, Corticoidtherapie)

Monozyten (Makrophagen):

Die Monozyten sind die Größten unter den Leukozyten. Sie halten sich nur vorübergehend im Blut auf und wandern dann ins Gewebe ab. Sie spielen eine große Rolle in der zellulären Abwehr.

Monozytose: 2. Phase der Infektabwehr, Viruspneumonie, Tropenkrankheiten, maligne Lymphome, Hepatitis, Leberzirrhose, bestimmte Carzinome

Lymphozyten:

Die Lymphozyten vertreten die spezifische Abwehr. Sie werden in T- und B-Lympho-zyten unterteilt, sind aber im Dunkelfeld kaum voneinander zu unterscheiden. Im peripheren Blut befinden sich nur ca. 23% der gesamten Lymphozyten. Die meisten befinden sich in Thymus, Lymphknoten und Peyerschen Plaques.

Lymphozytose: bakterielle Infektionen, Virusinfektionen, Parasitenbefall, Hyperthyreose, rheumatoide Arthritis, evtl. Verdacht auf CLL

Thrombozyten:

Thrombozyten oder Blutplättchen leiten durch das Enzym Thrombokinase die Blutgerinnung ein und bilden Thromben (Pfropfen, Klumpen). Ihre Form kann sehr unterschiedlich sein. Normalerweise sind sie mit 1-2 µm sehr klein. Unter pathologischen Voraussetzungen können sich aber auch Riesen- oder Megathrombozyten entwickeln. Im Dunkelfeld sind die Thrombozyten häufig in Agglutinationen zu sehen.

Über die Bildung der Thrombozyten gibt es in der Literatur zwei extrem unterschiedliche Auffassungen: In der klassischen Hämatologie entstehen die Thrombozyten aus den Megakariozyten im Knochenmark. Nach Prof. Enderlein bilden die Thrombozyten in Form von Theciten eine parasitäre Entwicklung des Endobionten.

Thrombozytose: bei Milzentfernung, größeren Blutverlusten und Therapie einer perniziösen Anämie, Entbindung, akuter Leukämie, Infektionskrankheiten

Thrombozytopenie: bei Leukämien, starken Verletzungen, Infektionen. Symptome: Petechien, Hämatome, Nasen- und Zahnfleischbluten.

Das rote Blutbild

Das rote Blutbild wird im Wesentlichen durch die Erythrozyten gebildet. Die Beschaffenheit der Erythrozyten spiegelt die Milieusituation (pH-Wert) in Form von Geld- oder Darmrollen, die endobiontische Belastung (*Endobiose*) durch ihre Zahl, Größe, Form und die Stärke ihres Randes, die Energiesituation des Patienten (Schießscheiben = Targetzellen) und vieles mehr wider. Aus bestimmten Verformungen können wir Organbelastungen erkennen (z.B. der Leber). Je mehr Belastungen (Störungen) wir insgesamt erkennen können, desto mehr Energie muss der Körper aufwenden, um die tägliche Routine zu bewältigen und das ist dann genau die Energie, die den Patienten im Alltag fehlt. Die therapeutische Aufgabe heißt daher primär: Beseitigung oder zumindest Reduzierung der erkennbaren Störfaktoren.

Die Erythrozyten tragen oft auch Belastungen in sich, die erst beim Eintrocknen nach 6, 12 oder 24 Stunden sichtbar werden (*Endobiose*). Dieser von mir „24-Stunden-Phänomen“ genannte Vorgang kann Hinweise auf schwere Erkrankungen wie z.B. Präcanzerosen oder Tumorerkrankungen geben. Häufig sieht man das, wenn sich die Erythrozyten bei der Sofortuntersuchung als nahezu perfekt präsentieren, der Patient aber über unklare Symptome klagt: „Ich bin nicht krank, aber auch nicht gesund!“ Für mich ist das immer verdächtig. Andererseits bietet aber gerade die Dunkelfeldmikroskopie eine überragende Möglichkeit, in dieser Situation erkennen zu können, wo die Probleme des Patienten sind. Ich erlebe zunehmend Patienten dieser Art, die oft jahre- und jahrzehntelange Irrwege auf der Suche nach einer Lösung ihrer gesundheitlichen Probleme hinter sich haben. Die Schulmedizin ist in dieser Situation komplett hilflos.

Oft erlebt man in der Praxis auch Patienten, die sagen: „Ich kann machen, was ich will und ich habe schon so viel versucht, aber es bewegt sich rein gar nichts!“ Nach Enderlein ist diese Situation eine sogenannte *Mochlose* (Verriegelung):

Mochlose = unüberwindlich erscheinende Hemmung des zyklischen Auf- und Abstiegs innerhalb der Zyklode

Die therapeutische Aufgabe ist in derartigen Fällen das Bewirken einer *Mochlolyse*:

Mochlolyse = Auflösung der Hemmnisse

Die Faktoren, die eine Mochlose verursachen, können sehr vielfältig sein: pH-Wert-Situation (Milieu), fehlende Enzyme, Elekrosmog, Sauerstoffmangel, Anwesenheit besonderer Gase, Gifte oder Salze, Parasiten, Chemikalien, besonders aber auch die Lebensführung und die Diätetik. (⇨ AKMON 1955/1, S: 38 ff.)

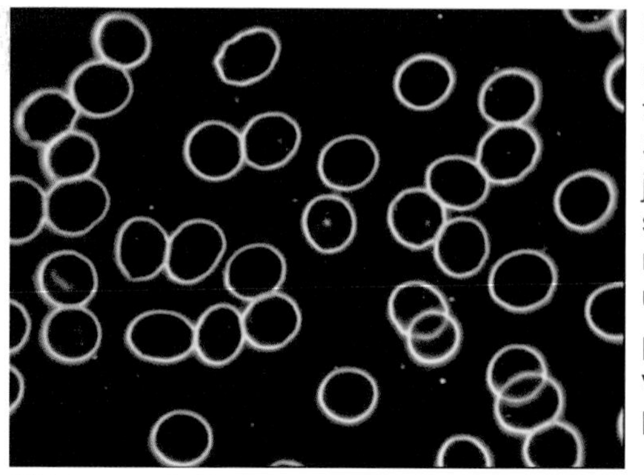

Bild 1: normale Erythrozyten

Erythrozyten I:

normal geformte und angeordnete Erythrozyten ohne erkennbare Belastung. Sie bewegen sich leicht, gleiten ohne jegliche Verklebung aneinander vorbei, sind elastisch, können sich verformen, nehmen aber dann sofort wieder ihre ursprüngliche runde Form ein.

Leichte Größenunterschiede oder Verformungen haben für mich keine Bedeutung.

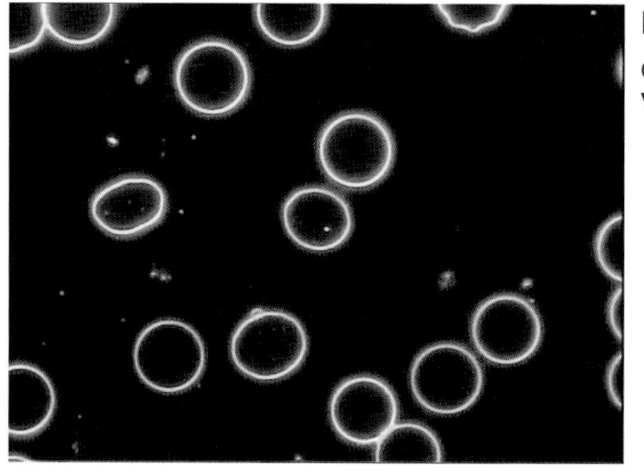

Bild 2: Anämie

Erythrozyten II:

deutlich zu wenige Erys, Verdacht auf Anämie

Bitte auch die Flächenanteile beachten: Die Erythrozyten sollten normalerweise 40-45% der Gesamtfläche einnehmen. Bei zu vielen oder zu wenigen Erythrozyten unter Umständen den Hämatokrit überprüfen lassen!

Achtung: Ein auffallend gutes Blutbild, d.h. nur normal geformte, bewegliche Erythrozyten und auch sonst keine erkennbaren weiteren Belastungen, ist für mich immer verdächtig! Da jeder Patient irgendwelche Probleme hat, ist es besser, diese auch zu sehen. In jedem Fall das Blut nach 6, 12 und 24 Stunden überprüfen.

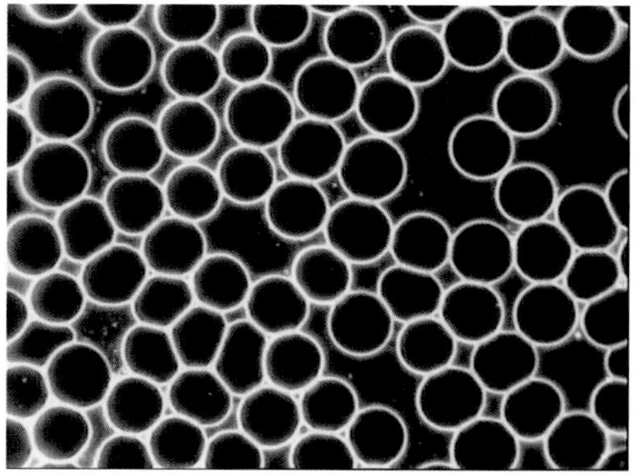

Bild 3: starre, unbewegliche Erythrozyten

Regulationsblockade I:

Starr aneinander liegende Erythrozyten ohne jegliche Bewegung deuten auf eine blockierte Regulation hin (Milieustörungen, Stress, Energiestörungen, Schwermetall-belastungen, Elektrosmog, Schnurlos-telefone usw.).

(⇨ G. Weigel, „Praxisleitfaden SANUM-Therapie nach Prof. Enderlein“)

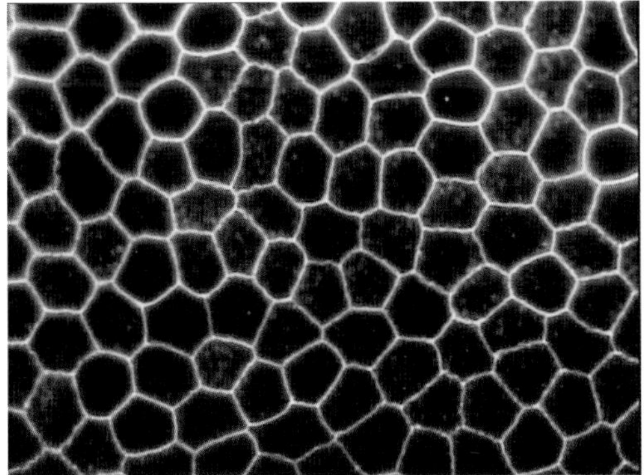

Regulationsblockade II:
häufiges Phänomen, wabenartige Strukturen als Zeichen einer Regulationsblockade

Bild 4: Regulationsblockade

Eine blockierte Regulation ist für mich von allergrößter Bedeutung. Oft sind das dann die Patienten, die sagen: „Ich laufe seit Jahren von einem zum andern und habe schon 100 Mittel geschluckt. Ich kann einnehmen und machen, was ich will, aber es bewegt sich nichts!" Die erste therapeutische Aufgabe ist in diesem Fall die Auflösung der Blockierung.

Eine weitere Ursache für eine Regulationsblockade kann der Vorgang der Blutabnahme an sich sein: Das Einstechen mit einer Lanzette ist immer mit einem gewissen Stress und damit mit einer Anspannung verbunden, die sich natürlich auf den Blutstropfen überträgt. In diesem Fall löst sich die Blockierung aber meistens nach wenigen Minuten.

Eine Auflösung der Blockierung kann aber auch durch die vorgenommene Milieuveränderung bewirkt werden: Im Körper hat es 37°C., es ist dunkel und es gibt keinen freien Sauerstoff. Unter dem Mikroskop hat es nur noch 22°C. Der Tropfen ist hell beleuchtet und zwischen zwei Glasplatten eingeklemmt. Alles in allem, eine doch erhebliche Milieuveränderung. In diesem Fall kann es aber bis zu einer Stunde dauern, bis die Blockierung sich auflöst.

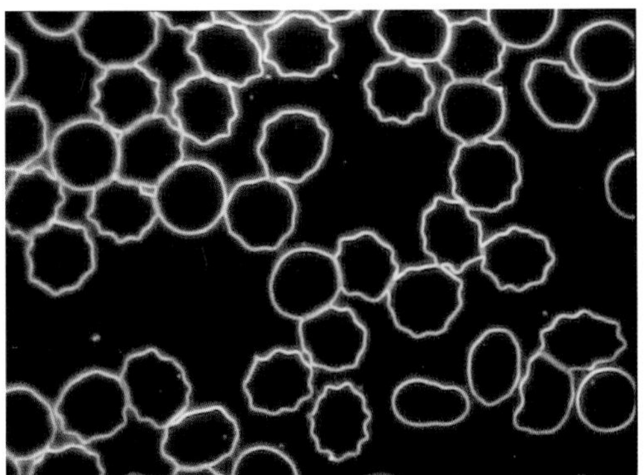

Flüssigkeitsmangel:
Erythrozyten mit wellenförmigem Rand im Sofortblutbild weisen auf Flüssigkeitsmangel hin. Der Patient trinkt zu wenig oder nicht das Richtige (Stilles Wasser mit geringem Mineraliengehalt = oligominerales Wasser).

Wenn Sie in dieser Situation den Patienten 1 l stilles Wasser trinken lassen und danach die Untersuchung wiederholen, sind die Erythrozyten normalerweise glatt und rund.

Bild 5: Erythrozyten mit wellenförmigem Rand

Eine zweite Möglichkeit für das zu sehende Phänomen ist ein erhöhtes Milchsäurevorkommen im Blut, z.B. nach sportlicher Betätigung oder starker körperlicher Arbeit.

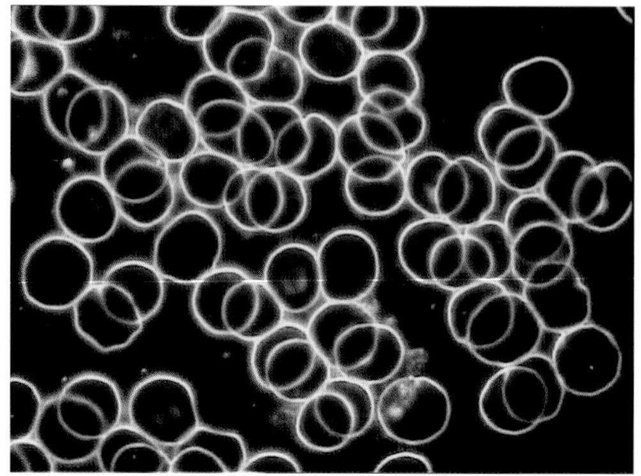

Bild 6: „Geldrollen“

„Geldrollen“:

Geldrollenförmige Erythrozyten weisen auf eine Milieustörung (pH-Wert, Darmdysbiose, Endobiose) hin.

Achten Sie bitte im Sinne einer quantitativen Bewertung darauf, ob die Erythrozyten im Blutstropfen überall geldrollenförmig angeordnet sind oder nur an einzelnen Stellen.

Von anderen Kollegen habe ich schon gehört oder gelesen, Geldrollen wären ein Flüssigkeitsproblem. Wenn das so wäre, müsste man nur den Patienten ein Glas Wasser trinken lassen und das Problem wäre gelöst. In der Praxis wird das aber so nicht funktionieren. Mit dem Dunkelfeld kann man derartige Dinge ganz leicht überprüfen.

Die Physiologie der Rollenbildung: Die Erythrozyten sind normalerweise an der Oberfläche positiv geladen. Mit dieser elektrostatischen Ladung stoßen sie sich gegenseitig ab. Tierisches Protein hat dagegen eine negative Oberflächenladung. Die Ladung der Erythrozyten und des tierischen Proteins neutralisieren sich und schaffen damit die Voraussetzungen für jegliche Art von Rollenbildung.

Eine weitere Möglichkeit ist die sogenannte *„Übereiweißung“*: Die Erythrozyten nehmen verstärkt Protitmaterial auf, verlieren so ihre Elastizität und neigen zu Verklebungen.

Jegliche Rollenbildung ist generell aber auch ein Stauungsphänomen, meist in Verbindung mit Filiten und einer Regulationsblockade. Der Patient ist gestaut. Mehr zu diesem Thema in meinem Buch „Praxisleitfaden SANUM-Therapie nach Prof. Enderlein“.

Achtung: ⇨ „Die korrekte Blutabnahme“. Wenn der abgenommene Blutstropfen zu dick ist, besteht die Möglichkeit einer „unechten“ Geldrollenbildung.

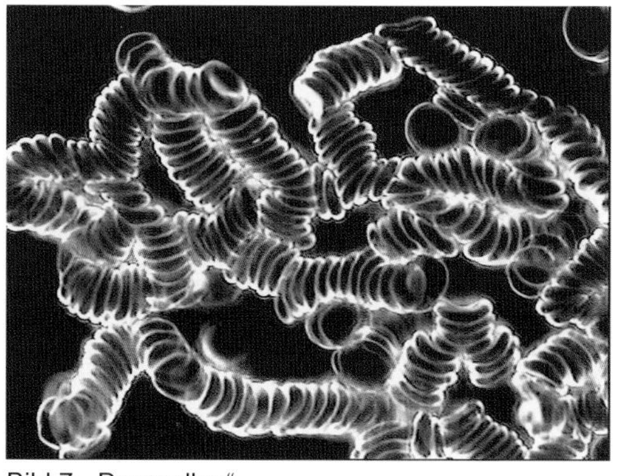

Bild 7: „Darmrollen“

„Darmrollen“:

Während bei Geldrollen die Erythrozyten wie Münzen übereinander liegen, sind Darmrollen kompakt zusammen geschobene, oft lange Rollenformationen. „Darmrollen“ sind für mich ein klarer Hinweis auf Darmprobleme, bzw. eine Dysbiose der Darmflora und dadurch verursachte Milieuprobleme.

Der Patient äußert oft, er hätte keine Darmprobleme, wenn er einen halbwegs normalen Stuhlgang hat. Fragen Sie dann gezielt nach Blähungen, wechselndem Stuhl, Verstopfung, Durchfall usw.! In früheren Jahren habe ich bei solchen Bildern dann oft auch eine mikrobiologische Stuhluntersuchung veranlasst, um eine Information über die Zusammensetzung der Darmflora und den pH-Wert im Darm zu bekommen. Heute halte ich das in der Regel nicht mehr für erforderlich. Die Dunkelfeldbilder genügen mir vollkommen. Eine *„normale"*, schulmedizinische Stuhluntersuchung hilft ohnehin nicht weiter, da dabei in der Regel nur auf hämokkultes Blut untersucht wird.

Der Darm äußert seine Probleme oft auch nicht direkt, sondern versteckt (maskiert) an anderen Orten im Körper, wie z.B. der Haut in Form von Hautunreinheiten, Ekzemen, Ausschlägen, Nahrungsmittelunverträglichkeiten oder Allergien.

Weitere Verursacher einer starken Darmrollenbildung können sein: Milieustörungen, Stress, Energiestörungen, Schwermetalle, Elektrosmog, Schnurlostelefone usw.

Bei ausgeprägter Darmrollenbildung haben Sie oft keine Chance, andere Phänomene erkennen zu können. Erste Maßnahme ist daher in dieser Situation die Durchführung einer Milieutherapie. Es ist immer wieder faszinierend zu beobachten, wie man mit Milieutherapie (z.B. Darmsanierung) die Rollenbildung im Blut in relativ kurzer Zeit mehr oder weniger vollständig beseitigen kann, wobei man hier wie überall sehen muss, dass eine gewisse Disposition erhalten bleibt und auch nicht zu beseitigen ist.

Da eine derart massive Rollenbildung die Verformbarkeit der Erythrozyten stark beeinträchtigt oder sogar weitgehend verhindert, finden sich in der Folge oft kapillare Durchblutungsstörungen, evtl. auch ein Bluthochdruck.

Achtung: ⇨ „Die korrekte Blutabnahme". Wenn der abgenommene Blutstropfen zu dick ist, besteht die Möglichkeit einer „unechten" Darmrollenbildung.

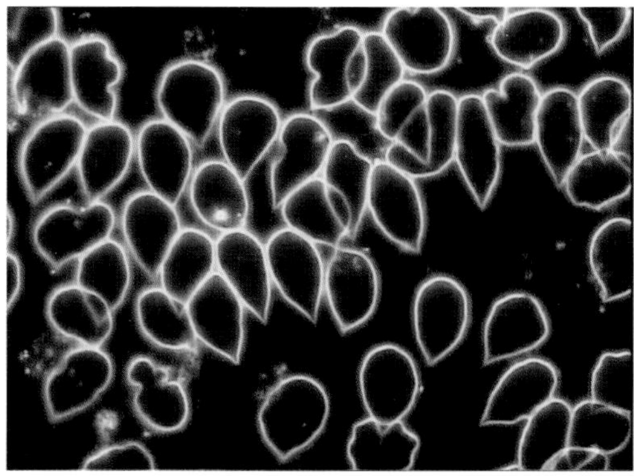

Bild 8: Leberbelastung I

Leberformen I:
(„Tropfen", „Zitronen")

Erythrozyten mit mehr oder weniger ausgeprägten Spitzen (tropfenförmige Erythrozyten) oder „Zitronen" (zitronenförmige Erythrozyten) sind ein Hinweis auf eine vorhandene Leberbelastung oder eine unzureichende Entgiftungsleistung der Leber, also eine funktionelle Störung

(Arnoul 1993).

Wir sehen im Dunkelfeld fast bei jedem Patienten eine kleinere oder größere Leberbelastung. Die Leber ist an mehr oder weniger allen Stoffwechselvorgängen im Körper beteiligt. In der überwiegenden Zahl der Fälle ist die Leber aber nicht primär belastet, oder sogar erkrankt, sondern nur sekundär betroffen, z.B. durch vorhandene Darmprobleme. Der Darm schickt bekanntlich alles, was er verarbeitet, erst einmal über die Pfortader zur Leber. Eine ungenügende oder fehlerhafte Darmleistung führt so über kurz oder lang zu einer Leberbelastung.

Fragen Sie den Patienten aber auch nach ihm bekannten Leberproblemen (Fettleber, frühere Hepatitis usw.). Fragen Sie auch nach Ernährungsgewohnheiten und Alkoholkonsum. Bewusste „Leberpatienten“ vermeiden in der Regel in der Nahrung alles, was die Leber belastet, also z.B. Fettes, Süßes, Gebratenes, Gebackenes, Alkohol usw.

Die schulmedizinische Abklärung der Leberwerte ergibt normalerweise in dieser Situation noch keinen pathologischen Befund! Im Dunkelfeld sehen wir Störungen, bevor sie sich im Organismus manifestieren. Die Schulmedizin sieht sie dagegen erst nach morphologischen Veränderungen.

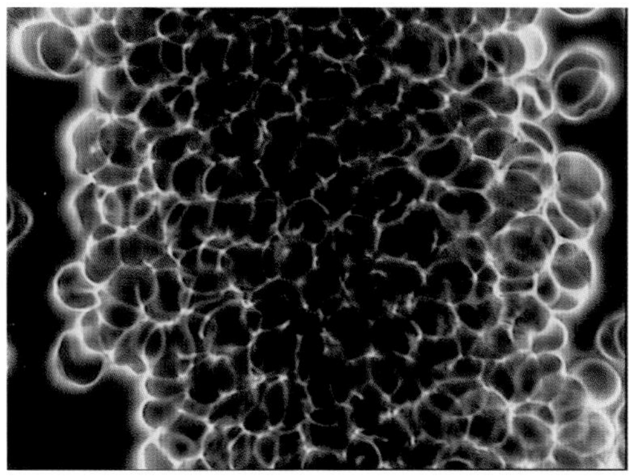

Bild 9: Leberbelastung II

Leberformen II:

Kompakte, schuppenartige Gebilde von oft beachtlicher Ausdehnung, je nach Ausmaß der Belastung mehrfach im Blut vorhanden, typischerweise im Inneren dunkel und außen hell, sind ein Hinweis auf eine deutlich schwerere Leberbelastung als nur vereinzelte tropfen- oder zitronenförmige Erythrozyten.

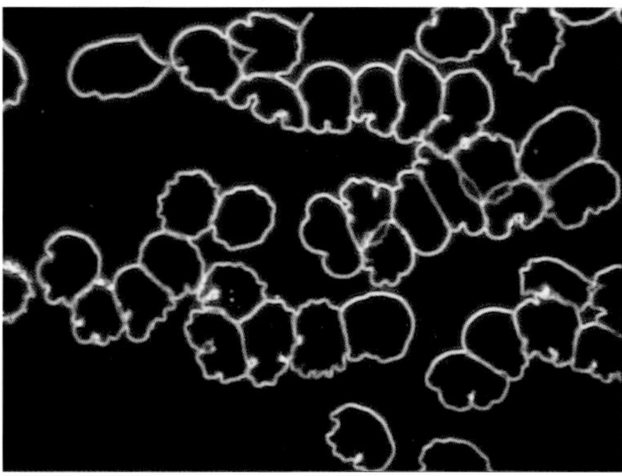

Bild 10: „Bärentatzen“

„Bärentatzen“:

Sogenannte Bärentatzen (engl.: burr-cells = Bohrerzellen) weisen auf erhöhte Cholesterinwerte und Fettstoffwechselstörungen, evtl. auch auf Toxinbelastungen hin.

In dieser Situation nachfragen, ob der Patient evtl. eine angeborene Belastung hat und wie es mit dem Verzehr von tierischen Fetten und tierischem Eiweiß aussieht. Der verstärkte Verzehr pflanzlicher Nahrung reduziert erhöhte Cholesterinwerte.

Die Verformung der Erythrozyten ist bei „Bärentatzen“ nicht dauerhaft, sondern lediglich vorübergehend, durch für uns unsichtbare Fremdkörper (Cholesterin?) im Blut verursacht. Die Erythrozyten verformen sich an diesen. Falls es ihnen gelingt, sich zu lösen, sind sie schlagartig wieder völlig rund.

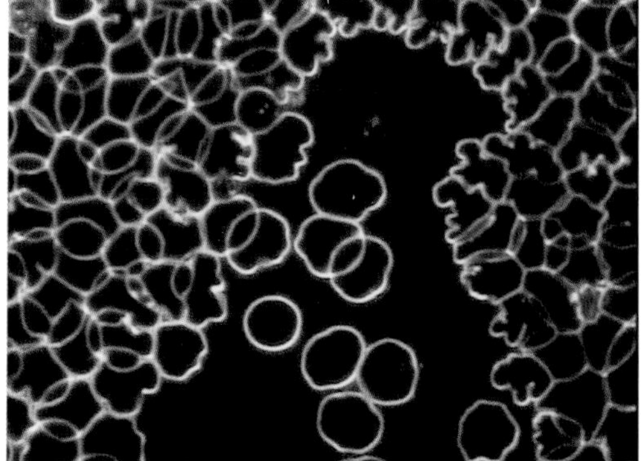

Bild 11: „Bärentatzen“ und Leberbelastung

Kombination Leberprobleme und erhöhte Cholesterinwerte:

Leberbelastung, tropfen-/zitronenförmige Erythrozyten kombiniert mit Bärentatzen. In der Praxis häufig zu sehen.

Die Einnahme schulmedizinischer Präparate bei erhöhten Cholesterinwerten ist nachgewiesenermaßen mehr schädlich als hilfreich und kann schwerwiegende Probleme verursachen. Ein erhöhter Cholesterinwert ist auch nicht zwangsläufig ein Risikofaktor und damit behandlungsbedürftig. Ich kenne Patienten mit dramatisch erhöhten Cholesterinwerten (?), die keinerlei gesundheitliche Probleme haben. Wenn überhaupt, ist die richtige Behandlung ein bewusst verstärkter Verzehr von pflanzlicher Nahrung (Vitalstoffe, sekundäre Pflanzenstoffe). Wenn keine angeborene Veranlagung vorliegt, gelingt es damit in der Regel, die erhöhten Werte zu senken.

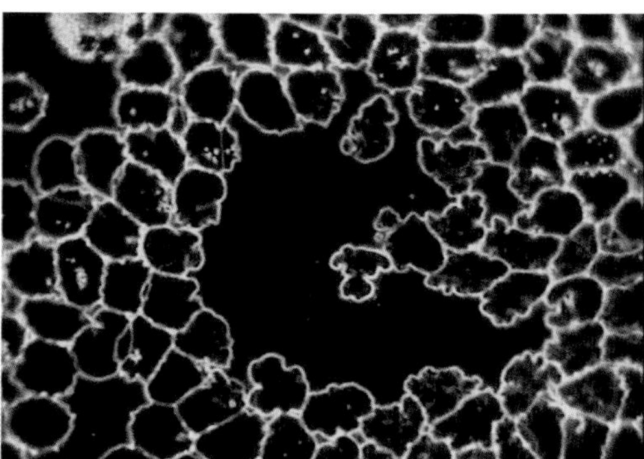

Bild 12: „Bärentatzen“ nach 3 Stunden

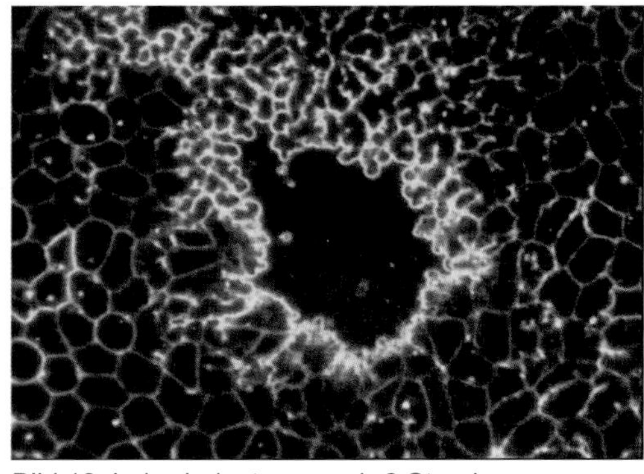

Bild 13: Leberbelastung nach 6 Stunden

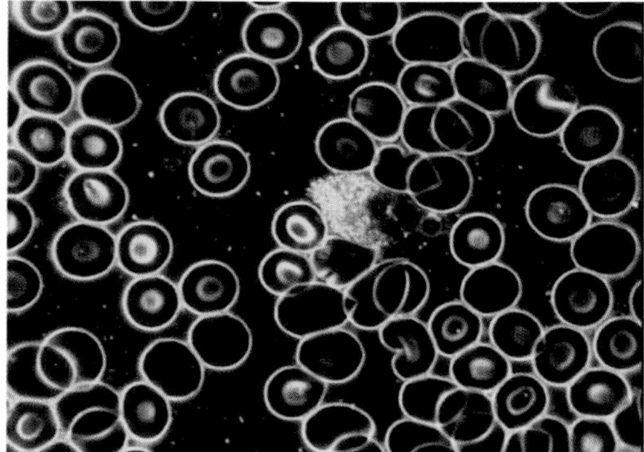

Bild 14: Targetzellen („Spiegeleier“-Erythrozyten)

„Spiegeleier“- Erythrozyten,

in der klassischen Hämatologie **Schießscheiben**- oder **Targetzellen** genannt, sind ein Hinweis auf Hämoglobinmangel ⇨ Eisenmangel ⇨ Sauerstoffmangel, im Endeffekt auf Energieprobleme des Patienten.

Diese Situation ist typisch für die Arbeit mit dem Dunkelfeld. Wir finden oft eine Kette von Möglichkeiten. Klärende Hinweise liefert dann das Befinden des Patienten.

Targetzellen finden sich häufig bei Menschen, die kaum die Energie haben, ihren Alltag zu bewältigen, die morgens 6 Tassen Kaffee brauchen und nach der kleinsten Anstrengung schlapp machen. Ich gehe davon aus, dass in dieser Situation die Fähigkeit des Sauerstofftransports im Blut eingeschränkt ist. Häufig sind Targetzellen auch bei starken Rauchern zu sehen, als Zeichen des Sauerstoffmangels.

In der klassischen Hämatologie sieht man die Ursache in einem zu geringen Hämoglobingehalt, was letzten Endes auf das gleiche hinausläuft, da Sauerstoff im Blut durch das Eisenmolekül im Hämoglobin transportiert wird.

In diesem Zusammenhang möchte ich darauf hinweisen, dass ich von der häufig durchgeführten Eisensubstitution in unterschiedlichster Form überhaupt nichts halte. Die Folgen sind meistens alles andere als positiv. Die Patienten leiden oft unter schweren Nebenwirkungen. Ein Eisenmangel ist in der Regel kein Mangel an Eisen, sondern eine Resorptionsstörung. Wenn man das Problem lösen will, muss man diese beseitigen. Ich halte in diesem Zusammenhang überhaupt nichts von Standard-Laborwerten. Jeder Mensch ist ein Individuum und hat daher logischerweise unterschiedliche Laborwerte.

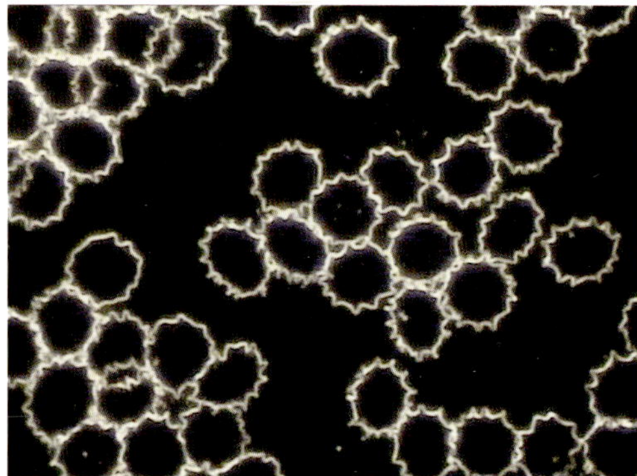

Bild 15: „Zahnrad"-Erythrozyten

Stechapfelförmige Erythrozyten („Zahnradformen")

im Blutbild nach einigen Stunden sind wegen des eintretenden Flüssigkeitsverlustes ein normales Eintrocknungsphänomen, wobei die Geschwindigkeit und der Umfang der Eintrocknung wichtige Informationen über die vitale Energie des Patienten liefert.

Sie sind deutlich von Erythrozyten mit wellenförmigem Rand (Flüssigkeitsmangel) zu unterscheiden.

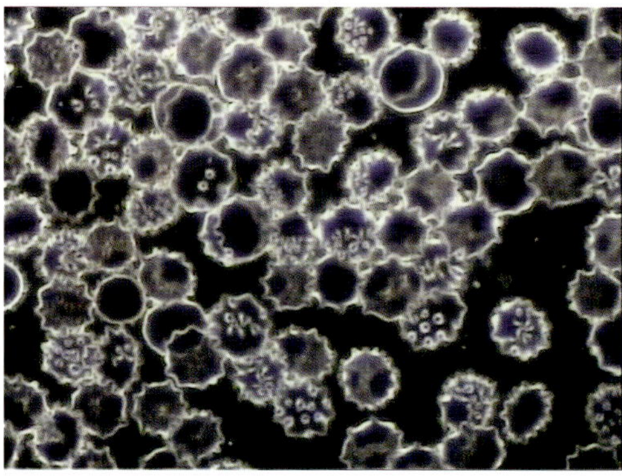

Bild 16: Akanthozyten

Akanthozyten:

Akanthozyten sehen aus, als ob die Erys Löcher hätten (fälschlicherweise Vakuolen genannt), sind aber in Wirklichkeit kugelförmige, stachlige Erythrozyten.

Sie weisen darauf hin, dass der Blut-pH-Wert zu alkalisch ist.

Therapeutisch ist das ein Hinweis auf eine Übersäuerung im Gewebe, die das Blut zu kompensieren versucht (Milieustörung).

Bei einer sogenannten „Übersäuerung" muss zuerst an eine Milieusanierung gedacht werden. Das Darmmilieu und die Ernährung sind die Faktoren, die den Säure-Basen-Haushalt und damit das Milieu im gesamten Körper langfristig regeln.

Die Einnahme basischer Präparate wirkt dagegen nur solange, wie man das jeweilige Präparat einnimmt. Das kann kurzfristig therapeutisch durchaus sinnvoll sein. Eine langfristige Dauereinnahme ist aber nur eine Symptombehandlung. Zusätzlich stellt sich auch immer die Frage: Warum ist der Patient sauer?

Im Gegensatz zum pH-Wert im arteriellen Blut, der gepuffert ist und damit weitgehend konstant bei 7,45 liegt, kann der pH-Wert im venösen Blut eine Bandbreite von pH 6,8 - 8,5 aufweisen.

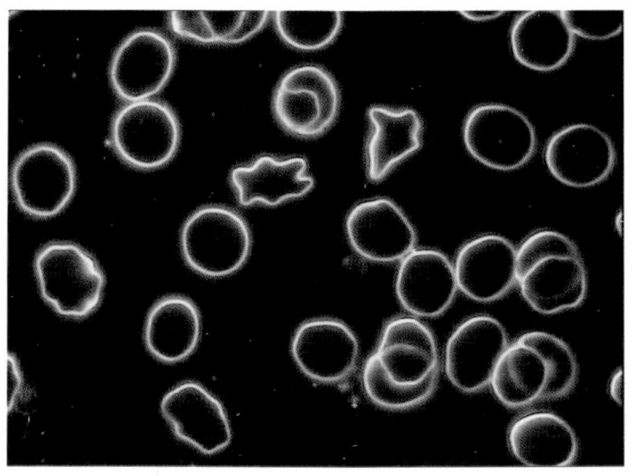

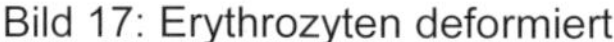
Bild 17: Erythrozyten deformiert

Erythrozyten deformiert:

Gelegentlich sieht man auch derartig deformierte Erys. Für mich hat das keine besondere Bedeutung, soweit es nur Einzelne sind. Bei einer größeren Anzahl muss man versuchen abzuklären, was dahinter steht.

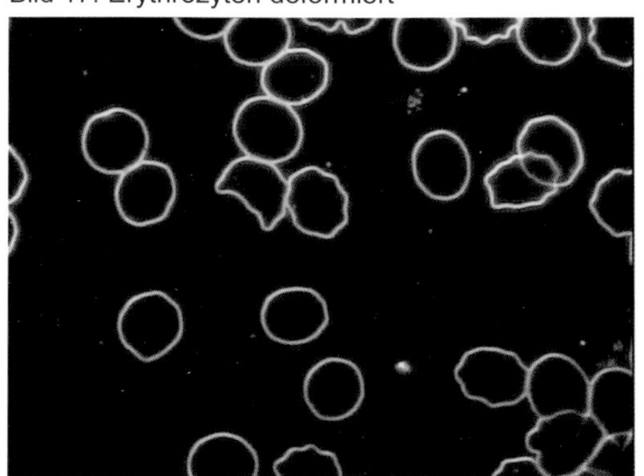

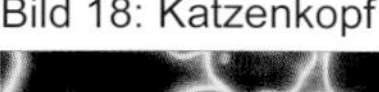
Bild 18: Katzenkopf

„Katzenkopf":

wenn Sie die Form in der Bildmitte links etwas drehen, können Sie mit ein bisschen Phantasie einen Katzenkopf erkennen.

Katzenköpfe sind ein Hinweis auf Magenprobleme

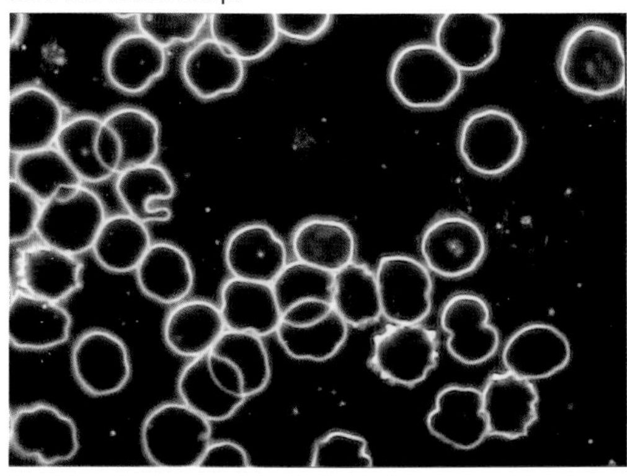
Bild 19: Erythrozyt mit Fortsatz

Erythrozyt mit Fortsatz:

Erys mit derartigen Fortsätzen sieht man immer wieder. Ich gehe davon aus, dass es sich dabei um Bakterien innerhalb der Erys handelt, die versuchen, sich wegen der fortschreitenden Eintrocknung des Blutstropfens zu befreien.

(⇨ CWD-Bakterien)

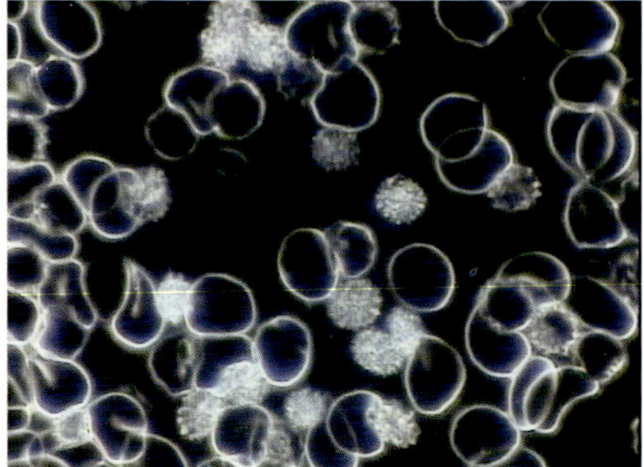
Bild 20: unklare Formen I

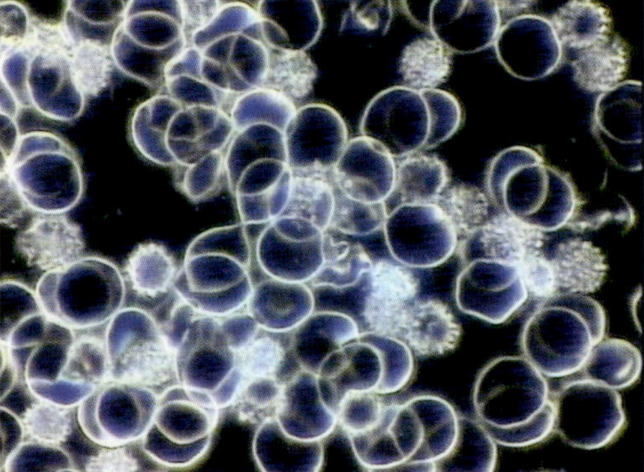
Bild 21: unklare Formen II

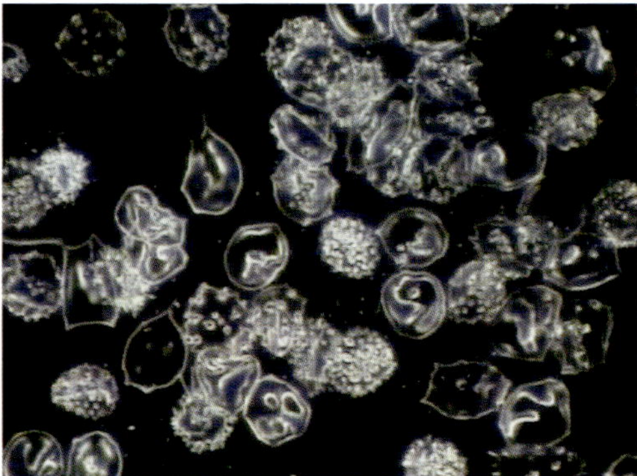
Bild 22: unklare Formen III

Unklare Formen:

Die Bilder zeigen weiße, stachlige Formen, etwas kleiner als Erys, nach einigen Stunden.

(⇨ Diökothecite)

Im Dunkelfeld tauchen immer wieder Formen auf, die man bisher noch nie gesehen hat und die man daher auf Anhieb auch nicht zuordnen und erklären kann.

Ich speichere das dann ab und hoffe, irgendwann einmal eine Erklärung zu bekommen.

Weitere pathogene Form- und Strukturabweichungen der Erythrozyten:

ovale oder elliptische Erythrozyten	Vorkommen im Normalfall < 10%. Darüber Hinweis auf seltene, angeborene Anämie, kein Hinweis auf Endobiose
kleeblattartige Zusammenlagerung von 3 oder 4 Erythrozyten	Nach Haefeli möglicherweise Hinweis auf geopathische Belastungen
starke Größenabweichungen der Erythrozyten (Megalozyten oder Mikronormozyten)	Eventuell megaloblastische Anämie (Vitamin B_{12}-Mangel, Folsäuremangel) oder bei chron. Leber-, Pankreas- oder Nierenerkrankungen, Endobiose
verdickte Membran der Erythrozyten	Hinweis auf Endobiose (Vorsicht Aufnahmetechnik, bzw. Belichtung! Auch das kann zu einem scheinbar verdickten Rand führen.)
Retikulozyten (junge, unreife Erythrozyten)	Feine, netzartige Strukturen in den Erythrozyten erkennbar (nach Enderlein endobiontisches Material)
feingranuläre, netz-, stäbchen- oder schlangenartige, halbmondförmige, splitter-, scheibenförmige oder leuchtende, sklerotische Strukturen innerhalb der Erythrozyten	Endobiontisches Symprotit-, Filit- oder Chondrit-Material, sporoide Symprotite, Trockeneiweißformen
intraerythrozytäre, kleinere rundliche Gebilde mit zarter Membran und deutlich erkennbaren, beweglichen Granula	Endobiose: Thecite/Mychite (Sporangien nach v. Brehmer), evtl. auch parasitäre Fremdkörper wie Plasmodien (Malaria)
nadelartige (starre), fadenförmige, sehr bewegliche (mit oder ohne Köpfchen), schlauch- oder keulenförmige Anhänge und Fortsätze der Erythrozyten	Dendroide und Chondritfortsätze, Bakterien (Ascite, CWD/L-Formen, Leptotrichia buccalis, Siphonospora), Endobiose

Weiße Blutkörperchen und Thrombozyten können vergleichbare pathogene Einschlüsse, Veränderungen und Auswüchse zeigen. Dazu mehr an anderer Stelle.

Quelle: IG-DF - Seminar

Das weiße Blutbild

Das weiße Blutbild besteht im Wesentlichen aus Symprotiten, Granulozyten, Lymphozyten und Monozyten. In keinem anderen Bereich sehen wir den Unterschied zwischen einer Dunkelfelduntersuchung und einer *normalen* Blutuntersuchung besser: Im Dunkelfeld können wir klar und deutlich die Qualität und die Funktion des Immunsystems erkennen. Eine schulmedizinische Labor-Blutuntersuchung ist dagegen eine Computerauswertung und liefert daher nur Zahlen. Ich bin immer wieder erstaunt, wie sehr die Menschen immer noch an diese Auswertungen glauben, obwohl sie eigentlich wertlos sind.

Die Symprotiten stellen nach Prof. Enderlein die erste Stufe der endobiontischen Körperabwehr dar. In normaler, geringer Stückzahl und Größe sind sie daher apathogen. Eine eventuell auftretende starke Vermehrung („*Schneegestöber*") ist ein Hinweis auf Entzündungen, Infektionen aller Art und Fremdeiweißbelastungen (⇨ Literatur: Zoebl), eventuell auch auf Allergien. Vergrößerte Formen von Symprotiten sind ein Zeichen pathogener Entwicklungen (Endobiose).

Die Beurteilung der Granulozyten erfolgt nach Klassifizierung, Zahl, Größe, Beschaffenheit, vor allem aber nach ihrer deutlich sichtbaren Aktivität. Sie sind der hauptsächliche Maßstab für die Leistungsfähigkeit der Körperabwehr. Entscheidend ist dabei auch ihre Überlebensfähigkeit, d.h. wie lange sie während der Eintrocknung des Blutes aktiv bleiben. Im Gegensatz zu den Erythrozyten, die oft bis zu acht Tage ohne große Veränderung überleben, sind es bei den Granulozyten oft nur wenige Stunden.

Lymphozyten und Monozyten sind im Blut normalerweise eher selten anzutreffen, bei einem Patienten in der Regel nur einer oder zwei. Bei bestimmten Krankheitsbildern können Sie durchaus aber auch gehäuft auftreten oder auch gar nicht vorhanden sein. (⇨ „Klassische Hämatologie")

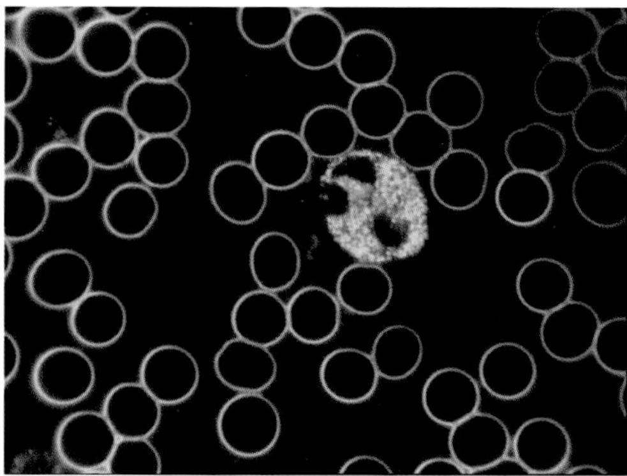

Bild 23: Granulozyten I

Neutrophile Granulozyten I:

Normal geformter, aktiver neutrophiler Granulozyt im Ruhezustand. Er ist meist von graublauer Farbe mit deutlich erkennbaren, feinen Granula.

Dabei ist mir die offensichtliche Aktivität der Granula wichtiger ist als die Zahl der Granulozyten insgesamt, solange sie nicht erheblich von der Norm abweicht und deutlich erhöht oder reduziert ist.

Die Granulozyten können sich im Rahmen ihrer Abwehrarbeit amöboid fortbewegen und dabei oft bizarre Formen annehmen. Nach einiger Zeit gehen sie dann wieder in ihre ursprüngliche Form zurück. In manchen Büchern zur Dunkelfeldmikroskopie steht: zerfallender Granulozyt. Das ist ganz einfach falsch! Man muss ihn nur lange genug beobachten, um das überprüfen zu können.

Die Beobachtung aktiver Granulozyten gehört mit zu den faszinierendsten Phänomenen im Dunkelfeld. Wer hat schon jemals vorher Gelegenheit gehabt, seiner eigenen Körperabwehr bei der Arbeit zuzuschauen! Besonders Kinder finden das unheimlich spannend. Die Patienten sprechen dabei immer wieder auch von einer Galaxie, ähnlich dem nächtlichen Sternenhimmel.

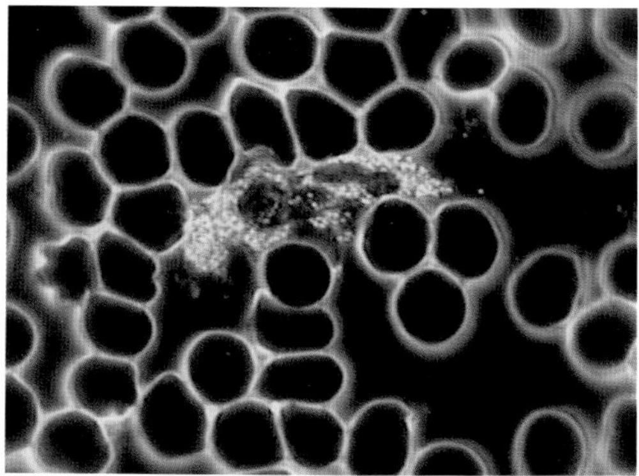

Bild 24: Granulozyten II

Neutrophile Granulozyten II:

Das Bild zeigt einen neutrophilen Granulozyten bei der Arbeit. Die Granula sind deutlich erkennbar. Die unregelmäßige Verformung ist ein sichtbares Zeichen der Aktivität.

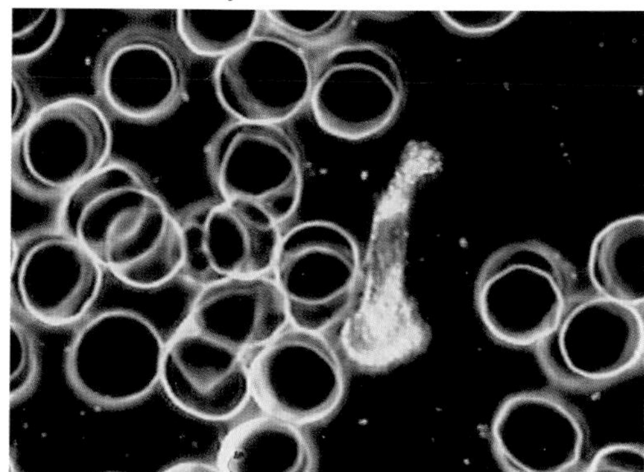

Bild 25: Granulozyten III

Neutrophile Granulozyten III:

Vorübergehend bizarr verformter neutrophiler Granulozyt in Aktion. Diese Verformbarkeit ist auch die Basis der *Diapedese*.

(Pschyrembel: „Diapedese, gezielte Migration von Leukozyten, insbesondere neutrophilen Granulozyten, durch die unverletzte Wand der Kapillaren")

Die bis zum heutigen Tag ungelöste Frage ist in diesem Zusammenhang, woher die Granulozyten in dem kleinen Blutstropfen unter dem Mikroskop einen Auftrag erhalten, z.B. die Entsorgung eines Symplasten. Da ist ja kein Gehirn mehr, kein Rückenmark und auch kein Immunsystem. Offensichtlich sind aber in dem kleinen Blutstropfen doch noch alle Systeme vorhanden und aktiv! Der kleine Blutstropfen ist ein Mikrokosmos, ein kompletter Teil unseres Gesamtsystems einschließlich aller Funktionen.

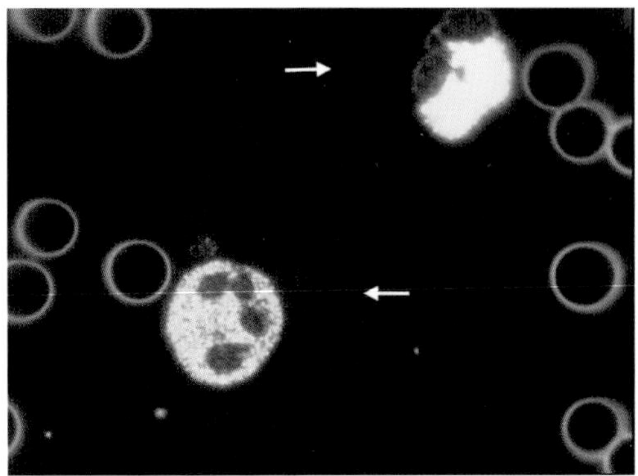

Bild 26: Granulozyten IV

Granulozyten, überlastet I:

Das Bild zeigt einen aktiven neutrophilen Granulozyten (links) und einen überlasteten (rechts oben).

Granulozyten sind bekanntlich Fresszellen (Phagozyten). Irgendwann sind sie durch ihre Arbeit überlastet mit aufgenommenem Material und gehen zugrunde. Sie erstarren oder lösen sich auf.

Eine größere Zahl hell leuchtender, inaktiver, starrer, überlasteter ("*überfressener*") Granulozyten ist ein Hinweis auf eine Belastung der Abwehr durch zurückliegende oder momentane, stumm verlaufende, oft aber auch auf chronische Infekte oder Entzündungen (z.B. Infekte der Nasennebenhöhlen, Zahnwurzelgranulome usw.) Das Immunsystem steht durch derartige Dauerbelastungen nur noch eingeschränkt zur Verfügung. Bilder dieser Art können aber auch auf durchgemachte „stumme" Infekte hinweisen, von denen der Patient überhaupt nichts mitbekommen hat. Viele Prozesse im Körper laufen ab, ohne dass wir etwas davon merken. Wir haben vielleicht mal Kopfschmerzen oder fühlen uns nicht gut. Das war's dann auch schon.

Hier noch einmal ein Vergleich mit einer *normalen* Labor-Blutuntersuchung: Da der Computer, der die Untersuchung durchführt, keinerlei Bewertung vornehmen kann, werden auch alle überlasteten Granulozyten mitgezählt, z.B. bei der chronischen Bronchitis eines Kettenrauchers, was verhängnisvolle Konsequenzen für die Beurteilung nach sich zieht!

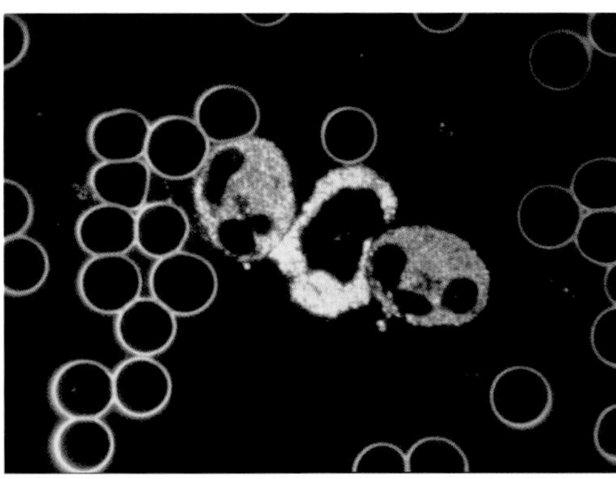

Bild 27: Granulozyten V

Granulozyten, überlastet II:

Das Bild zeigt zwei aktive und dazwischen einen erstarrten Granulozyten.

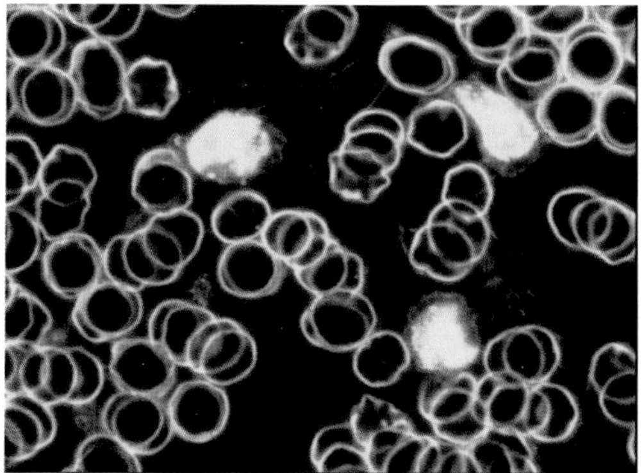

Bild 28: Granulozyten VI

Granulozyten, überlastet III:

Das gemeinsame Auftreten von mehreren Granulozyten in direktem Kontakt kann ein Hinweis auf ein Autoimmungeschehen sein.

Das Bild kann aber auch ein Hinweis auf eine chronische Bronchitis bei Kettenrauchern sein.

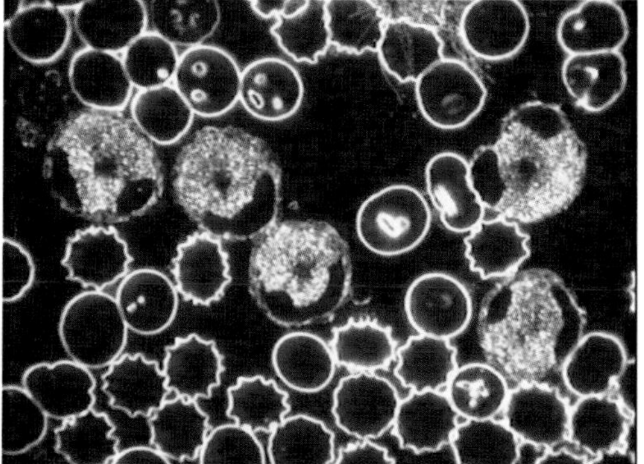

Bild 29: Granulozyten VII

Granulozyten - Autoimmun I:

zahlreiche neutrophile Granulozyten auf engstem Raum = Autoimmungeschehen

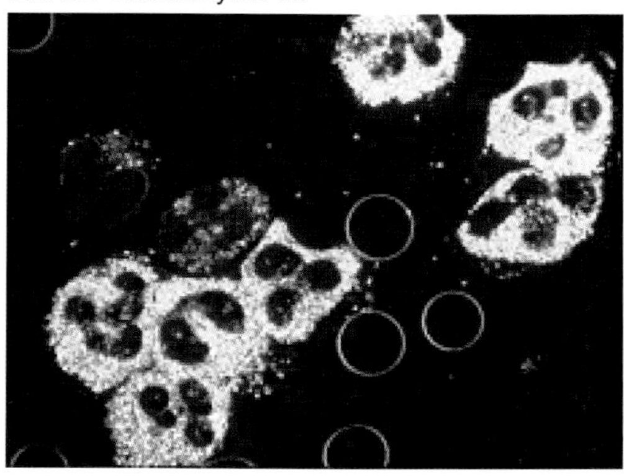

Bild 30: Granulozyten VIII

Granulozyten - Autoimmun II:

im Gegensatz zum vorherigen Bild handelt es sich hier um eosinophile Granulozyten.

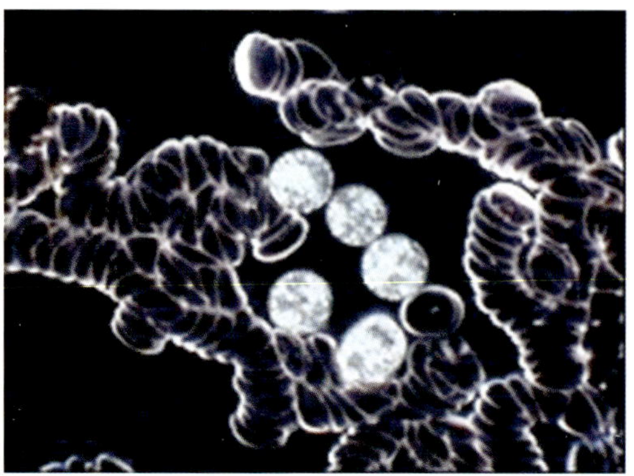

Granulozyten - Autoimmun III:

Patient (Morbus Crohn),
deutliches Autoimmungeschehen.

Bild 31: Granulozyten IX

Bild 31 stammt aus der Erstuntersuchung des Patienten. Zu diesem Zeitpunkt wurde er mit Antibiotika (Fisteln) und Cortison behandelt. Wegen des schlechten Gesundheitszustands sollte er zusätzlich *Imurek®* bekommen, was er aber ablehnte. Wir haben dann eine Darmsanierung nach Plan durchgeführt, auf die er gut angesprochen hat. Seit diesem Zeitpunkt, d.h. seit 8 Jahren, führt er alle vier Monate eine derartige Darmsanierung durch und ist damit komplett symptomfrei! Ich wage nicht, mir vorzustellen, wo der Patient heute mit schulmedizinischer Behandlung stehen würde.

Ich habe inzwischen auch weitere Patienten nach dem gleichen Schema behandelt, und es ist uns eigentlich immer gelungen, mit Darmsanierung und *Mutaflor®* das Geschehen zu beherrschen. Der Klarheit wegen muss darauf hingewiesen werden: Die Disposition als solche bleibt erhalten. Sie wirkt sich aber nicht mehr in Form von Krankheitssymptomen aus.

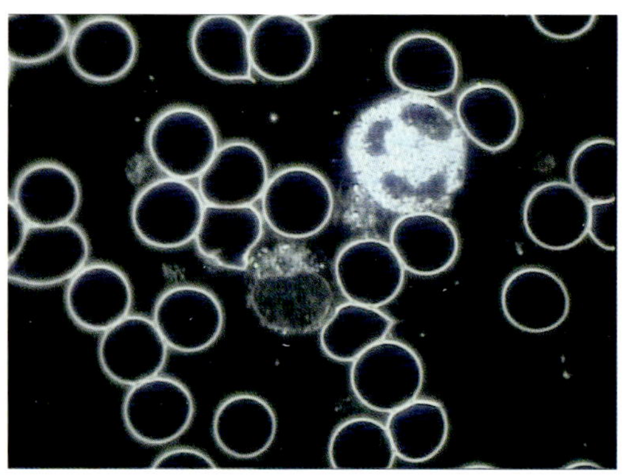

Granulozyten - Autoimmun IV:

Dunkelfeldbild des Patienten von Bild 31 nach 1 Jahr. Kein Autoimmungeschehen mehr erkennbar.

Beachten Sie bitte auch
den Monozyten in der Bildmitte.

Bild 32: Granulozyten X

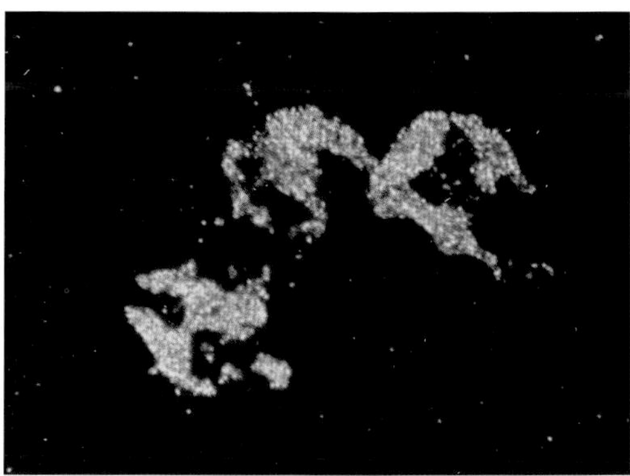

Bild 34: Granulozyten XI

Neutrophile Granulozyten - Zerfall:

Drei abgestorbene neutrophile Granulozyten in einem so genannten *„Schwarzen Loch“*.

Die erkennbar feine Granulierung ist ein deutlicher Hinweis darauf, dass es sich um Neutrophile handelt.

„Schwarze Löcher“ sind nach F. Arnoul ein Entzündungszeichen, vorausgesetzt der Patient nimmt kein *Marcumar*® oder ASS. Diese Medikamente können ebenfalls zu schwarzen Löchern führen (J. Rinne).

Nach meiner Erfahrung sind schwarze Löcher der Bereich im Blutstropfen, in dem die Summe aller „Hintergrundbelastungen“ deutlich erkennbar ist. Im Wesentlichen sind das: Thecite, endobiontisch belastete Erythrozyten, CWD-Bakterien. Hintergrundbelastungen sind alles, was der Organismus im bisherigen Leben durchgemacht hat. Alle Störungen und Erkrankungen hinterlassen Spuren. Die Patienten sprechen oft von „Baustellen“. In schwarzen Löchern sind in der Regel auch die Spuren lange zurückliegender Antibiotika-Behandlungen zu sehen.

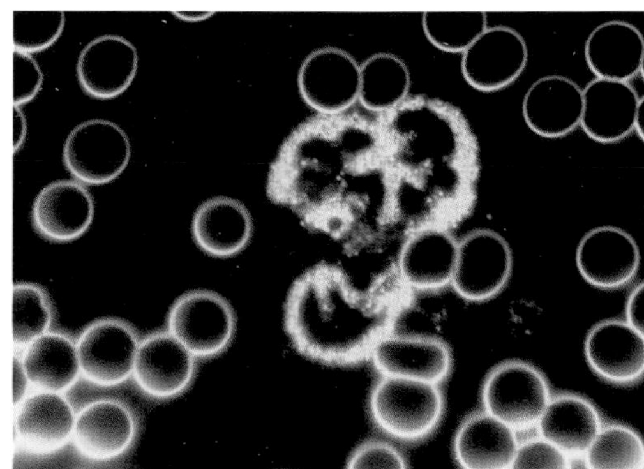

Bild 35: Granulozyten XII

Eosinophile Granulozyten:

Das Bild zeigt drei eosinophile Granulozyten in direktem Kontakt. Eosinophile sind ein Hinweis auf ein allergisches Geschehen, wenn sie sich gegenseitig attackieren auch auf Autoimmunerkrankungen.

Typisch ist, dass Eosinophile unter dem Mikroskop relativ schnell zerfallen.

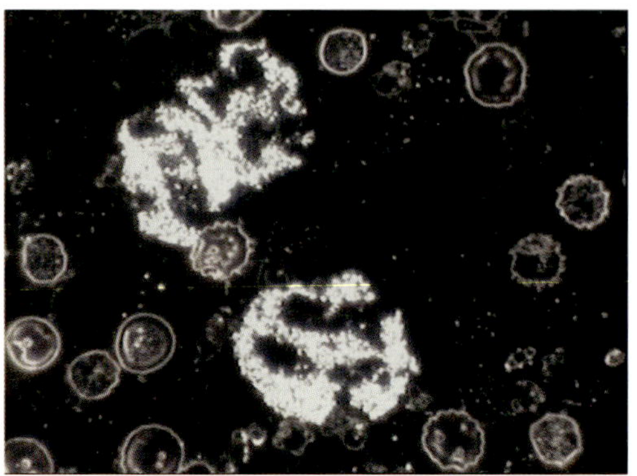

Bild 36: Granulozyten XIII

Basophile Granulozyten I:

Drei abgestorbene Basophile im Zerfallsbild nach 24 Stunden.

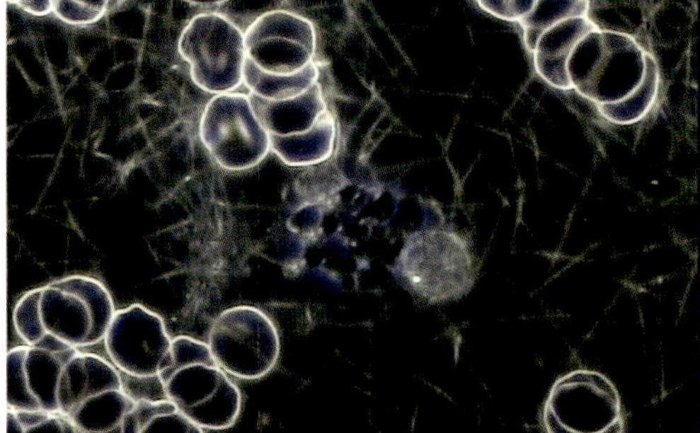

Bild 37: Lymphozyt

Lymphozyten:

Lymphozyten sind etwa gleich groß wie Erythrozyten, meist kreisrund und grau. B- und T-Lymphozyten können wir im Dunkelfeld nicht unterscheiden.

Als klares Erkennungszeichen haben sie einen oder mehrere sogenannte Licht- oder Glanzpunkte. Diese sind normalerweise weiß bis gelblich und stark leuchtend. Wenn sie grün sind, ist das ein Hinweis auf eine Schwermetallbelastung (Claudia Blum).

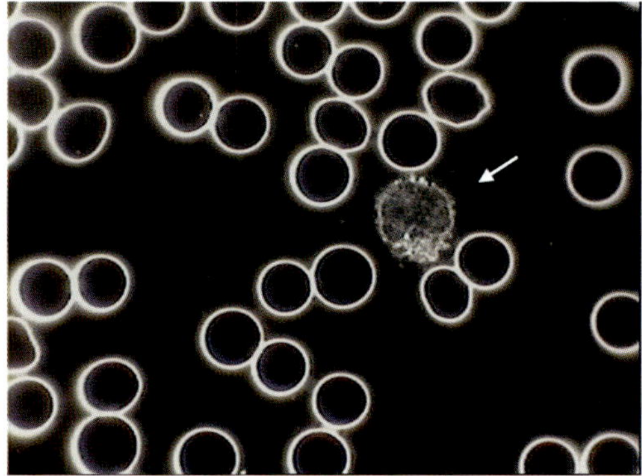

Bild 38: Monozyt I

Monozyten (Makrophagen):

Monozyten sind normalerweise nur vereinzelt im Blutbild zu sehen. Sie sind deutlich größer als Erythrozyten, rund, grau und enthalten als Erkennungszeichen einen herzförmigen, manchmal auch einen bohnen- oder nierenförmigen Zellkern. Im Einschnitt der Herzform finden sich typischerweise büschelartige Strukturen, bzw. kleine bewegliche Fortsätze.

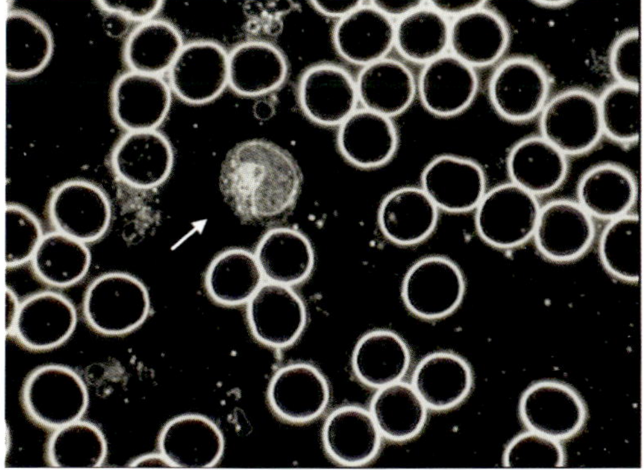
Bild 39: Monozyt II

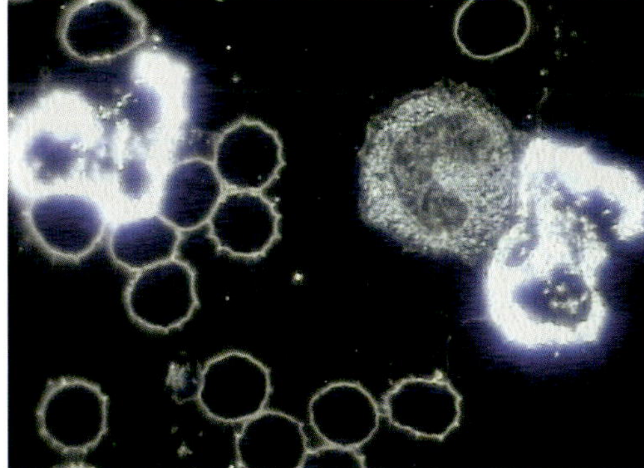
Bild 40: stabkerniger und zwei Eosinophile

Monozyten und Stabkernige (Granulozyten) (⇨ Klassische Hämatologie) sind im Dunkelfeld oft nicht leicht zu unterscheiden, haben aber eine völlig unterschiedliche Bedeutung. Schauen Sie dann durchaus auch mal durch das Mikroskop: Ein relativ klares Merkmal ist der bohnen- oder nierenförmige Zellkern der Monozyten.

Stabkernige Granulozyten: wenn sie in größerer Zahl auftreten (> 5-6), Hinweis auf eine sogenannte Linksverschiebung im Blut. Ich speichere sie daher während einer Untersuchung einzeln ab. Da es sich um jugendliche Formen handelt, die eigentlich noch nicht ins Blut gehören, können sie ein Hinweis darauf sein, dass das Immunsystem momentan nicht über genügend ausgereifte Leukozyten verfügt.

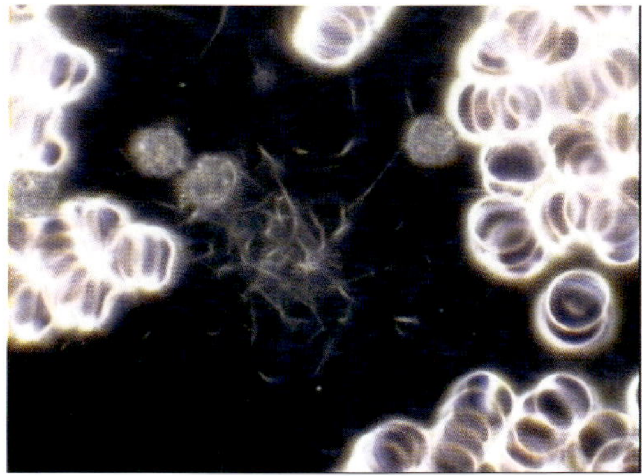
Bild 41: Unreife Formen I

Unreife Leukozytenformen I:

Unreife Leukozyten tauchen häufig, manchmal auch in größeren Stückzahlen, im Dunkelfeld auf. Ich sehe in ihnen nicht ausgereifte Formen, die eigentlich noch nicht ins Blut gehören.

Sie sind meistens etwas kleiner als Erys und ein Hinweis auf Defizite des Immunsystems, evtl. auch auf bestimmte Krankheitsbilder wie CML (chronisch-myeloische Leukämie).

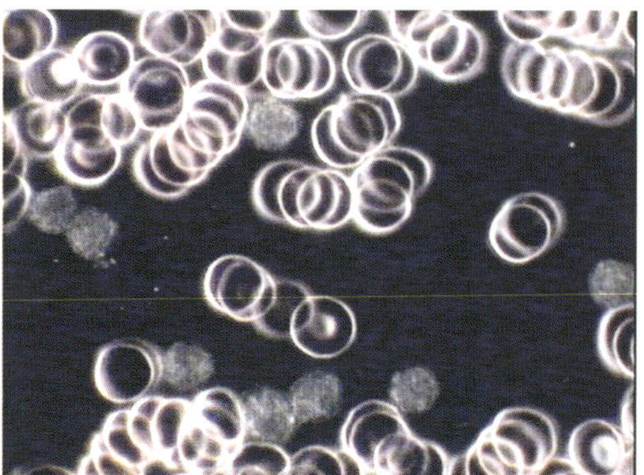

Bild 42: Unreife Formen II

Unreife Leukozytenformen II:
weiteres Bild mit zahlreichen unreifen Formen.

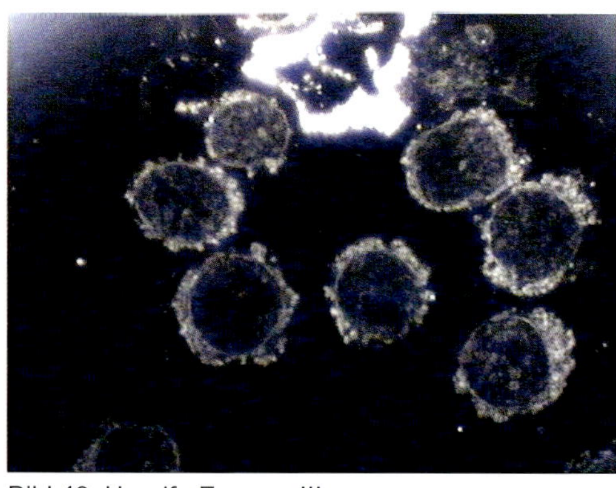

Bild 43: Unreife Formen III

Unreife Leukozytenformen CML:
(chronisch-myeloische Leukämie)

Diese Formen sind in mehr als 25 Jahren Dunkelfeldarbeit nur im Zusammenhang mit CML aufgetaucht.

Der Patient, von dem das letzte Bild stammt, kam vor vielen Jahren zum ersten Mal zu einer Dunkelfelduntersuchung zu mir. Dabei fielen mir sofort die große Anzahl unreifer Leukozytenformen auf. Ich konnte das aber damals noch nicht einordnen. Der Patient hatte zu diesem Zeitpunkt auch noch keine Diagnose. Fünf Jahre später kam er wieder und sagte mir, er hätte CML. Damit konnte ich dann auch das Phänomen zuordnen.

Dieser Vorgang ist typisch für ähnliche Fälle. Ich sehe immer wieder, auch heute noch nach 25 Jahren, Phänomene im Dunkelfeld, die ich nicht kenne und bisher nicht gesehen habe. Ich sage in dieser Situation das dann auch dem Patienten. Niemand erwartet von uns, dass wir alles wissen! Ich speichere die entsprechenden Bilder ab und warte darauf, dass mir irgendwann jemand die Erklärung liefert.

Thrombozyten und Thecite

Die Thrombozyten betrachten wir bekanntlich als einen Teil der Blutgerinnung und der Wundheilung. Sie zeigen sich im Dunkelfeld in den unterschiedlichsten Formen. Nach Enderlein sind die Thrombozyten in Form von Theciten eine parasitäre, also pathogene Entwicklung der Erythrozyten. Es fällt uns schwer, dem so ohne weiteres zu folgen. Interessant ist aber doch, dass in einem relativ „guten“ Blutbild kaum jemals Thrombozyten sichtbar sind, was die Meinung Enderleins zumindest teilweise bestätigen würde.

Auffallend ist auch, dass bei vielen Patienten sowohl die Zahl als auch die Größe der Thrombozyten im Laufe der letzten Jahre deutlich zugenommen hat. Eine plausible Erklärung dafür kenne ich nicht (Umwelt, Medikamente, Ernährung, Elektrosmog?).

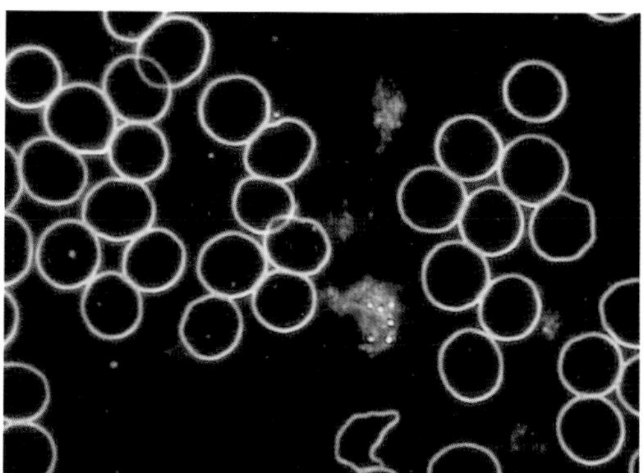

Thrombozyten I:
wenige relativ kleine, nur leicht endobiontisch belastete Thrombozyten (Normalsituation)

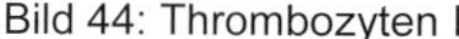

Bild 44: Thrombozyten I

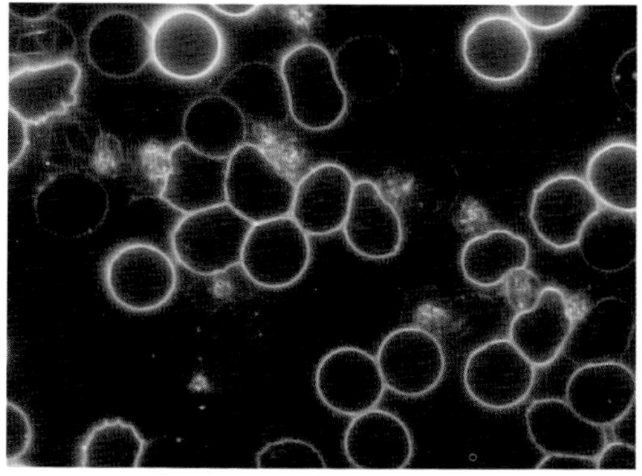

Thrombozyten II:
kleine Thrombozyten, nur leicht endobiontisch belastet, aber in deutlich größerer Zahl

Bild 45: Thrombozyten II

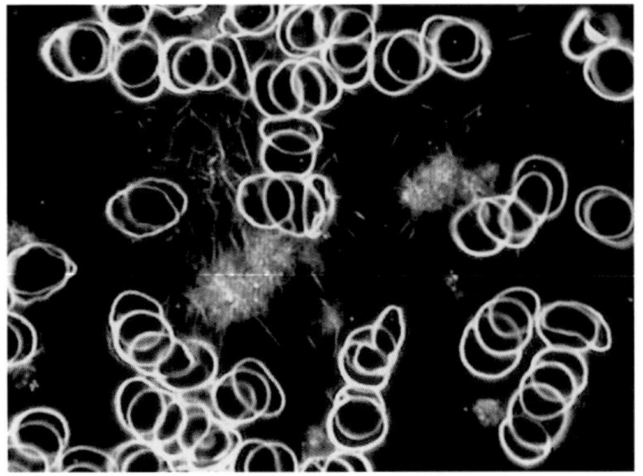

Bild 46: Thrombozyten III

Thrombozyten III:

zunehmende endobiontische Belastung: Thrombozyten mit zahlreichen längeren Auswüchsen, Filiten und Geldrollen.

(⇨ Das Blutplasma und darin enthaltene Formen)

Die Kombination von Thrombozyten, Filiten, Geldrollen und Darmrollen ist in der Praxis recht häufig. Erstaunlicherweise sind dann nach einer Darmsanierung als Milieu- und Basisbehandlung meist nicht nur die Rollen aufgelöst, sondern auch die Thrombozyten und die Filite verschwunden. Nach Enderlein ist die Endobiose eine Stauung und alle diese Phänomene sind letzten Endes Stauungsphänomene.

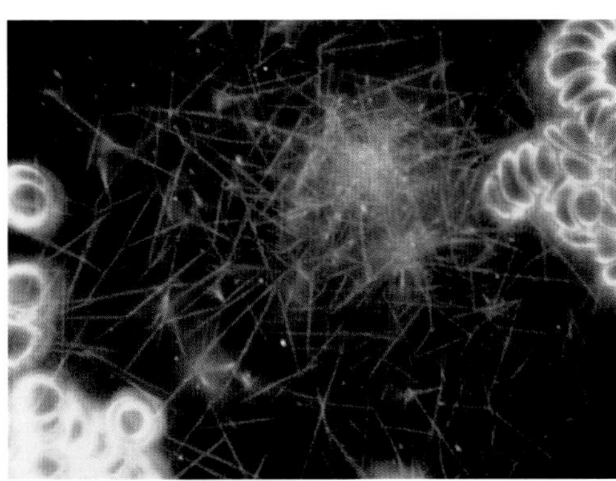

Bild 47: Thrombozyten IV

„Thrombozytennest I"

massive Belastung, Hinweis auf eine erhöhte Blut-Gerinnungsneigung, oft auch nach Apoplex oder Herzinfarkt

Es ist leicht nachvollziehbar, dass diese Formen eine starke Beeinträchtigung der Blutzirkulation darstellen.

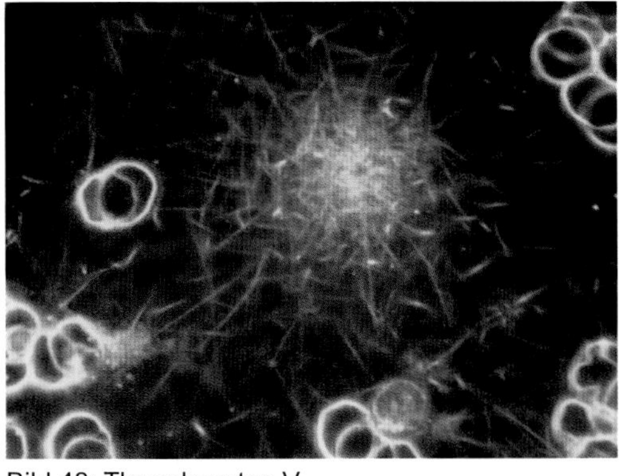

Bild 48: Thrombozyten V

„Thrombozytennest II"

Das Bild zeigt ein weiteres „Thrombozytennest" und eine nochmals gesteigerte Belastung.

Die folgenden Bilder stammen von einer 29-jährigen Patientin mit 2,5 Millionen Thrombozyten/mm^3. Lt. schulmedizinischer Definition gilt das als Krebserkrankung.

Es ist leicht nachvollziehbar, dass diese massiven Ansammlungen von Thrombozyten Probleme im Kreislaufsystem verursachen. Schulmedizinische Behandlung mit Aspirin, also reine Symptombehandlung. Ich habe im Laufe der Jahre einige Patienten mit Thrombozytenzahlen von 500.000 bis 1 Million gesehen, die keinerlei sichtbare gesundheitliche Beeinträchtigungen hatten!

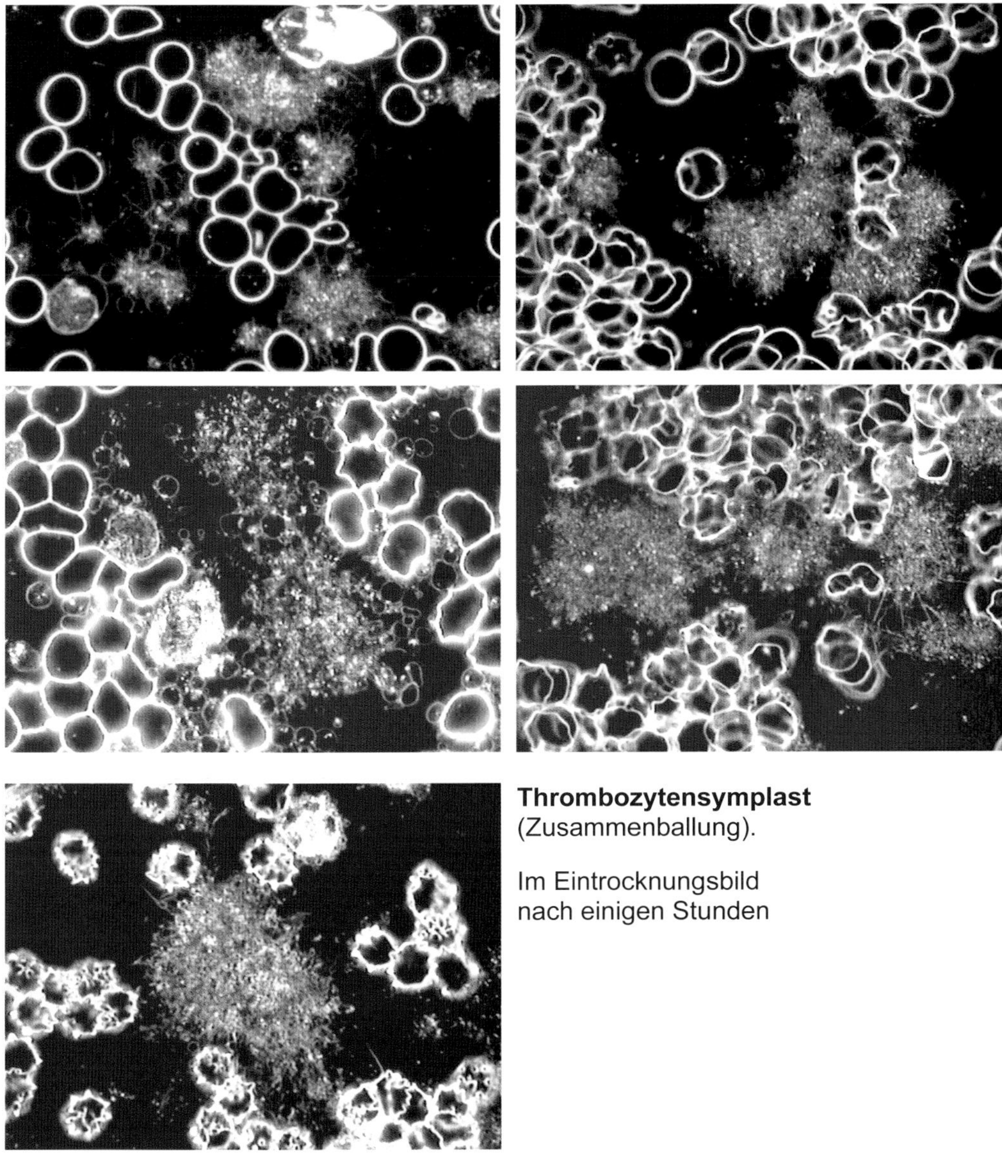

Thrombozytensymplast (Zusammenballung).

Im Eintrocknungsbild nach einigen Stunden

Bild 53: Thrombozytensymplast

Thecite

Thecite sind nach Prof. Enderlein:

> „Primitive Urform aller Bakterien in urmäßiger Kugelgestalt mit mehr oder weniger zahlreichen Urkernen (*Mych*).“ (AKMON 1955/1, S: 138)

An anderer Stelle bezeichnet Enderlein aber die Thrombozyten als Thecite des Endobionten (Mucor racemosus). Es ist relativ schwierig, diesen Thesen Enderleins zu folgen, zumal sich Thrombozyten und Thecite im Dunkelfeld in deutlich unterschiedlicher Form präsentieren. Thecite sind im Gegensatz zu Thrombozyten klare, runde Strukturen mit einem oder mehreren sehr beweglichen, hellen, meist randorientierten Kernen.

Für mich sind Thecite im Dunkelfeld:

1. eine Entwicklungsstufe des Mucor racemosus und in diesem Sinne eine Bakterienvorstufe (⇨ IGDF „Entwicklungsgang von Mucor racemosus und Aspergillus niger), d.h. es können sich aus Theciten innerhalb gewisser Zeitabläufe durch Aufwärtsentwicklung und Formveränderung regelrechte Bakterienformen entwickeln.

2. ein mehr oder weniger deutlicher Hinweis auf eine „Hintergrundbelastung“, in den allermeisten Fällen durch eine oder mehrere Antibiotikabehandlungen. Dabei liefert erst eine Beobachtung über mehrere Stunden die erforderlichen Informationen:

   - So sehe ich oft im Sofortblutbild zahlreiche Thecite, die aber im Laufe der Zeit verschwinden. Die Belastung des Patienten ist dann aus relativ naher Vergangenheit und auch nicht besonders schwerwiegend. In diesem Fall genügt eine Behandlung mit SANUKEHLEN nach Test.

   - Ich erlebe es aber auch sehr oft, dass ich zuerst nur einige wenige Thecite sehe, diese dann aber im Verlauf einiger Stunden immer zahlreicher werden. In diesem Fall liegt die Belastung weiter zurück. Die Behandlung wird sich daher zeitaufwendiger gestalten. Die Patienten sagen dann oft: „Ich habe zwar Antibiotika bekommen, aber das ist schon lange her.“ Zeitbegriffe dieser Art gelten nicht für Bakterien. Wenn diese sich erst einmal im Körper eingenistet haben, verlassen sie diesen freiwillig auch nach 10, 20 oder 30 Jahren nicht (⇨ Endobiose).

Alles in allem sind Thecite für mich ein Indikator dafür, ob eine Hintergrundbelastung vorhanden ist oder nicht, was für die Behandlungsstrategie oft von ausschlaggebender Bedeutung ist.

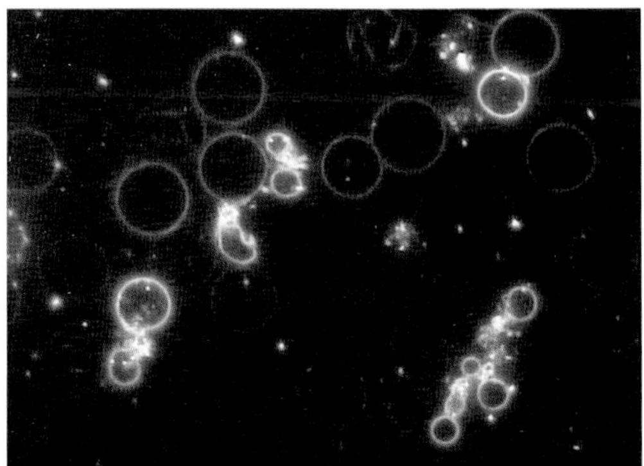

Bild 54: Thecite I

Thecite I:

Einige wenige Thecite im Sofortblut oder nach einigen Stunden sind ein Hinweis auf eine Hintergrundbelastung.

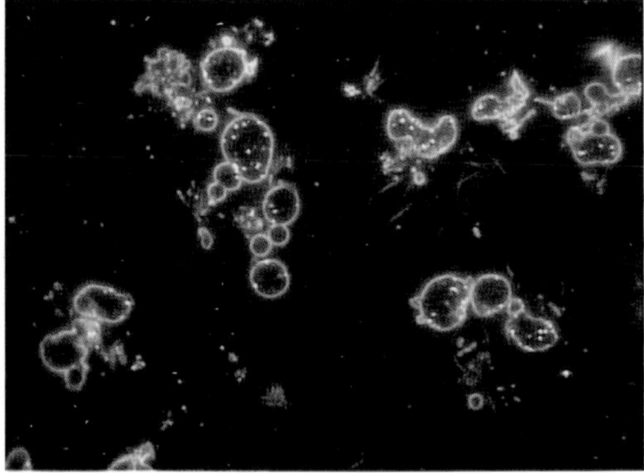

Bild 55: Thecite II

Thecite II:

Thecite in unterschiedlicher Größe. Normalerweise sind Thecite deutlich kleiner als Erythrozyten. Sie können durchaus aber auch deren Größe erreichen.

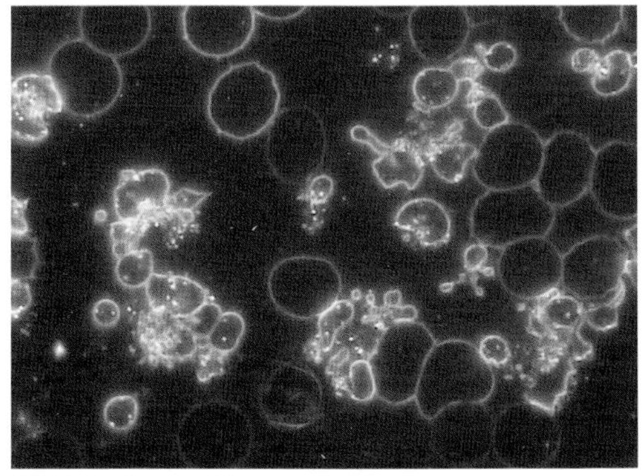

Bild 56: Thecite III

Thecite III:

Bei starken Hintergrundbelastungen treten Thecite oft gehäuft auf.

Im Verlauf einiger Stunden bilden sie oft schlauchartige Verformungen = Bakterien-Vorstufen.

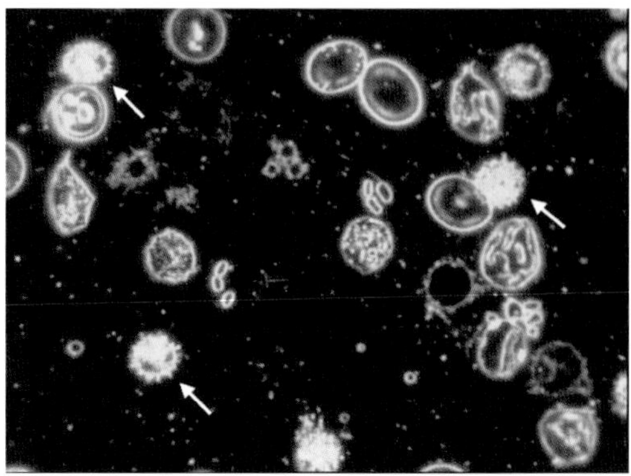

Bild 57: Diökothecite

Diökothecite:

Hier sieht man einige „Diökothecite" im Blut nach einigen Stunden (weiße, stachlige Kugeln). Sie haben einen Saum, der mit Spermiten besetzt ist, die er freisetzen kann.

Ich interpretiere das Bild folgendermaßen: pathogene Entwicklungsphase des Endobionten, gleichzeitig aber auch ein sich abzeichnender Heilungsvorgang.

„Diökothecite entsprechen den Kolloidtheciten, unterscheiden sich von diesen durch einen fadenförmigen feinsten Randsaum. Sie gelten als Behälter der Abwehr, da sie massenhaft Spermite ausschütten können, wenn sie platzen." (Quelle: „Enderleins kleines Lexikon")

Diökothecite sind eher selten zu sehen. Sie sind ein Zeichen beginnender endobiontischer Abwehr, also einer Abwärtsentwicklung innerhalb der Zyklode. Sie sind daher generell als positives Zeichen zu werten.

Das Blutplasma und darin enthaltene Formen

Das Blutplasma ist im Dunkelfeld normalerweise schwarz. Es enthält als sichtbare Formen die Blutkörperchen (Erythrozyten, Leukozyten und Thrombozyten) und die Symbionten wie z.B. Symprotite oder Chondrite. Je nach endobiontischer Belastung tauchen aber zusätzlich weitere Formen wie Filite, Symplasten oder Pseudokristalle auf. Auf die durch diese Formen gegebenen Hinweise gehe ich nachstehend ein:

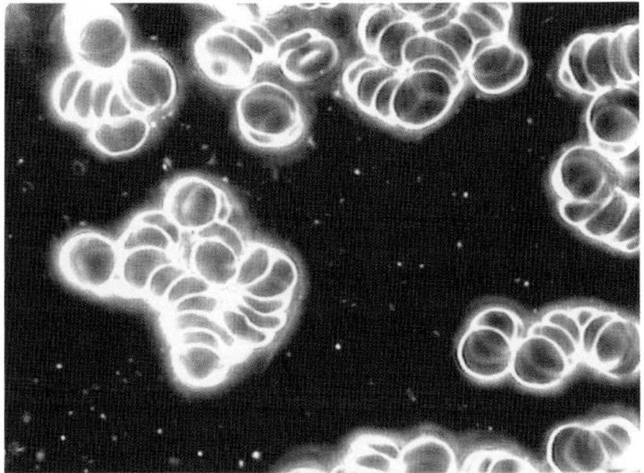

Bild 58: Symprotite I

Geringe Symprotitaktivität

Symprotite sind die kleinste im Blut sichtbare Form des Endobionten und nach Enderlein ein Teil der endobiontischen Körperabwehr. Sie sind im Dunkelfeld als kleine, weiße, bewegliche Punkte zu sehen.

Einige wenige kleine sind normal. Ein völliges Fehlen weist auf eine beeinträchtigte Abwehrbereitschaft hin.

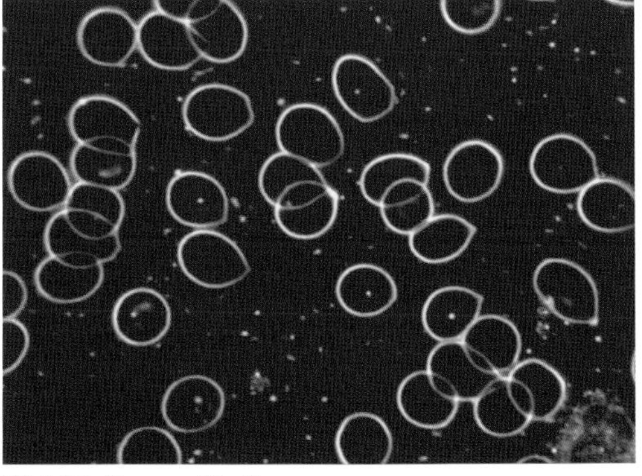

Bild 59: Symprotite II

Symprotite vermehrt:

Eine zahlenmäßige Vermehrung der Symprotite deutet auf eine vorhandene Entzündung oder auf Eiweißreaktionen hin, z.B. auf tierisches (Fremd-) Eiweiß in der Ernährung.

Da die Erythrozyten in diesem Bild teilweise Spitzen („Zitronen") aufweisen, kann man zusätzlich von einer leichten Leberbelastung ausgehen.

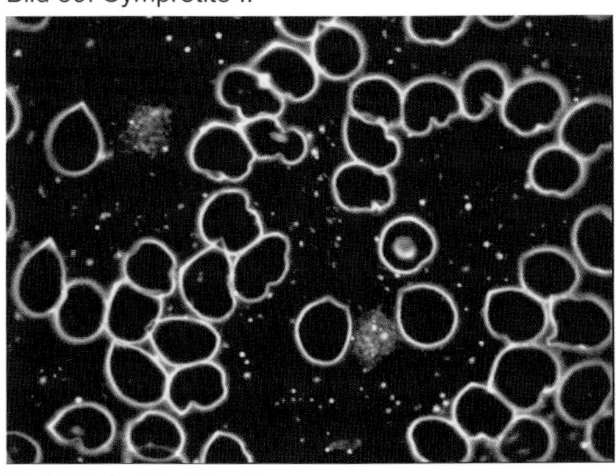

Bild 60: Symprotite III

Symprotite vergrößert:
(Makrosymprotite)

vergrößerte Symprotite sind ein Hinweis auf eine Belastung mit tierischem Eiweiß (Fremdeiweiß) und eine weitere Steigerung der Endobiose.

Im Bild finden sich außerdem „Targetzellen", „Bärentatzen", „Zitronen" und Thrombozyten. Näheres dazu unter den jeweiligen Themen.

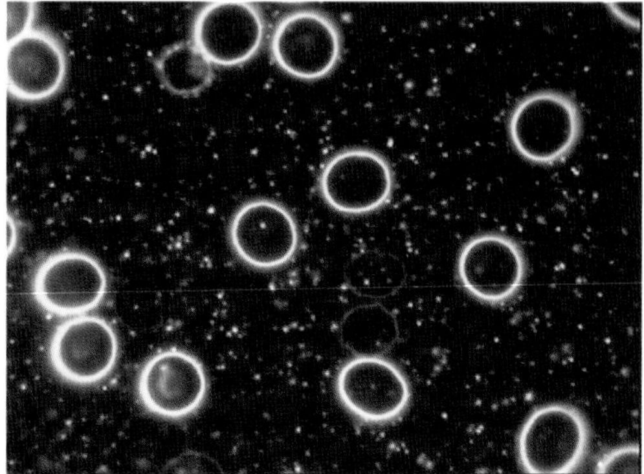

Bild 61: Schneegestöber

„Schneegestöber“

Als Schneegestöber bezeichnet man eine deutlich gesteigerte Symprotitaktivität.

Mögliche Ursachen:

1. Reaktion des Immunsystems auf Fremdeiweiß (tierisches Protein) in der Ernährung. Inzwischen beobachten wir, dass auch andere Nahrungsmittel derartige Reaktionen auslösen können. Wer weiß schon noch genau, was in unserer modernen Industrienahrung tatsächlich enthalten ist. Die deutsche Deklaration sagt darüber wenig aus.

   Genau aus diesem Grund veranlassen wir die Patienten seit vielen Jahren, am Tag vor der Dunkelfelduntersuchung keinerlei Produkte tierischen Ursprungs zu essen und vollkommen nüchtern zur Untersuchung zu kommen. Sie können morgens allenfalls ein Glas Wasser trinken, aber keinerlei feste Nahrung zu sich nehmen, dürfen aber gerne etwas mitbringen und dann sofort nach der Blutabnahme verzehren.

2. Zeichen eines Infektes oder einer Entzündung (Infektionskrankheit, Sinusitis, Zahnwurzelgranulome, Entzündungsherde usw.) Wir können leider nur die Entzündung als solche erkennen, sie aber nicht lokalisieren.

3. Auch bei Allergien in der Akutphase sehe ich manchmal ein Schneegestöber, typischerweise aber eher eine gesteigerte Zahl von neutrophilen Granulozyten.

Wenn dem Patienten nichts Konkretes in Bezug auf eine Entzündung bekannt ist, lasse ich ihn zur Abklärung einen Provokationstest mit **Polysan D** und **Dx** durchführen. In diesem Zustand keinesfalls SANUM-Regulatoren einsetzen, sondern zuerst die sogenannt e Superinfektion behandeln. (⇨ G. Weigel „Praxisleitfaden SANUM-Therapie nach Prof. Enderlein“)

Vergrößerte Symprotite (Makrosymprotite) und stark leuchtende, sogenannte sporoide Symprotite (Trockeneiweiß, am Boden des Objektträgers liegend und sich nicht bewegend) sind als pathogen zu werten. Sporoide Symprotite treten gern gehäuft in Mucor-Symplasten auf und könnnen nach F. Arnoul je nach Farbe Organen zugeordnet werden:

gelblich - orange	= Oberbauchprobleme
kornblumenblau	= Schildrüsenprobleme
grün	= Nierenprobleme

Achtung: Achten Sie bitte in diesem Zusammenhang unbedingt darauf, ob die Symprotite sich bewegen. Sie laufen sonst Gefahr, eventuelle Verunreinigungen auf dem Objektträger (eingetrocknete Wassertropfen) als *sporoide* Symprotite zu deuten! Drehen Sie im Zweifelsfall einfach ein bisschen die Scharfstellung hin und her. Sie können dann deutlich unterscheiden, um was es sich handelt, da die eingetrockneten Wassertropfen sich auf einer anderen Ebene als die Symprotite befinden.

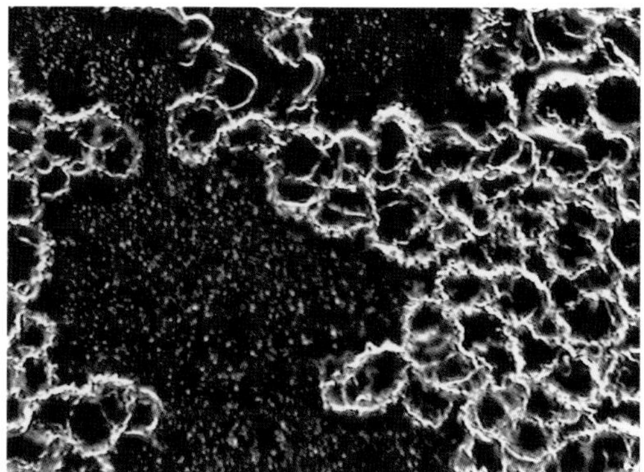

Bild 62: Spermite

Spermite:

Häufig treten auch erst während der Eintrockung des Blutes vermehrt symprotitähnliche Formen auf.

Es ist naheliegend, dass es sich hierbei dann um *Spermite* handelt. Für mich sind Spermite eine Eiweißentsorgungsreaktion, also eine völlig normale Aktivität der Körperabwehr.

Ein **Protitschleier** ist nach Enderlein „die vorübergehende Tendenz der im Blut vorhandenen Endobiontenformen, sich in die letzte lebende Einheit des Protits (*unsichtbar*) aufzulösen, was naturgemäß auf eine Neigung des Blutes nach der alkalischen Seite hin schließen lässt. Dieser trübende Schleier über das ganze Präparat kann aber auch geringvalente Formen von Symprotiten enthalten. Im Mikroskop sind dann innnerhalb des Schleiers feinste Körnchen sichtbar." (AKMON 1955/1, S: 45) Dieses Phänomen ist leider bildlich kaum darstellbar.

Der Einsatz von SANUM-Regulatoren (Pilzmittel wie MUCOKEHL usw.) wäre in dieser Phase völlig wirkungslos und daher falsch. Therapeutisch sind hier zuerst Maßnahmen zur Regulierung des Milieus zu ergreifen. (⇨ Günter Weigel „Praxisleitfaden SANUM-Therapie nach Prof. Enderlein")

Spermite sind Symprotite mit einer Geißel (*Filum*), die sie zur Fortbewegung benutzen. Diese Geißel ist im Dunkelfeld nicht sichtbar. Spermite sind daher normalerweise nur durch ihre außergewöhnlich heftigen Eigenbewegungen von normalen Symprotiten zu unterscheiden. (Enderlein beschreibt, dass er Spermite mit ihren Geißeln im Dunkelfeld sehen konnte. Mir ist das bis zum heutigen Tage noch nie gelungen. Vielleicht braucht man dazu ja wirklich ein extrem gutes Mikroskop.)

Nach Prof. Enderlein können sich Spermite mit höhervalenten Formen des Endobionten, also z.B. Bakterienformen, vereinigen (*kopulieren*) und diese in Sekundenbruchteilen zu apathogenen Primitivphasen abbauen.

Nach P. Linhart zeigt ein vermehrtes Spermitaufkommen eine gut funktionierende Reaktions- und Kompensationsfähigkeit des Patienten. Dagegen sind sie bei Schwerkranken kurz vor dem Tod gänzlich verschwunden. (⇨ Peter Linhardt „Die unsichtbare Macht des Endobionten")

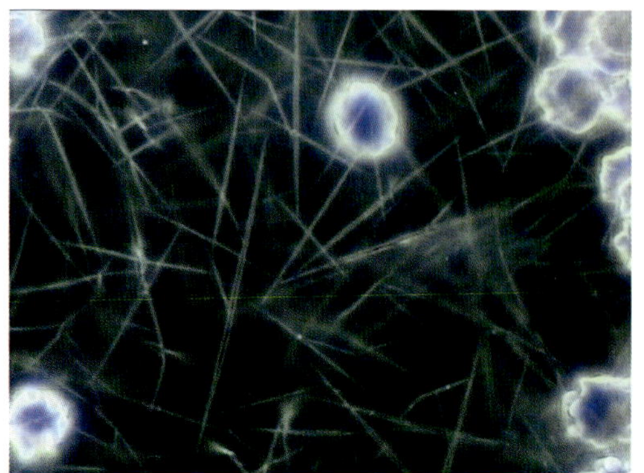

Bild 63: Filite I

Filite I:

Das Bild zeigt eine doch schon recht ausgeprägte Filitbildung. Filite erstrecken sich meist gitternetzartig über große Teile des Präparates.

Typisch ist, dass Filite im Verlauf von 1-2 Stunden erheblich zunehmen können. Für mich ist das ein Hinweis auf eine Aufwärtsentwicklung aufgrund der durch uns vorgenommenen Milieuveränderung.

Für Enderlein waren Filite, bzw. Fibrin, neben Symprotiten und Chondriten eine der ganz wenigen apathogenen Primitivphasen des Endobionten. Filite entstehen aus Fila (Fäden), die im Dunkelfeld zu klein und daher nicht zu sehen sind, durch eindimensionale Anlagerung von Symprotiten. Ich kann das so pauschal nicht unterstreichen. Es gilt hier wie überall: Entscheidend dafür, ob ein Phänomen pathogen ist oder nicht, ist die Dimension, in der es auftritt und der Gesamtzusammenhang.

Ich sehe z.B. die extremsten Filitanordnungen bei Patienten, die mit *Marcumar®* behandelt werden. Die Pathogenität steht da wohl außer Frage, wobei mir bis zur Stunde nicht klar ist, ob diese Patienten das trotz oder wegen des Marcumars haben. Das gilt auch für andere schulmedizinische *Blutverdünner* wie ASS, *Aspirin®* oder *Heparin®*.

Auffallend ist auch, dass die Filitbildung im Verlauf der Untersuchung deutlich zunehmen kann. Für mich ist das verständlich im Rahmen der Aufwärtsentwicklung des Endobionten in pathogener Richtung. Interessant ist in diesem Zusammenhang die Forschung von C. Gerner (⇨ „Biochemische Analyse endobiontischer Strukturen aus dem menschlichen Blut"):

„Fibrin, dessen Vernetzung die Blutgerinnung ermöglicht, bildet scharfkantige Filamente (*nach Enderlein: Filite*). Auch intakte rote Blutkörperchen werden gefangen und können geradezu aufgeschnitten werden. Lokaler oxidativer Stress* promoviert die Ausbildung von Fibrinfilamenten, die durch ihre Wirkung auf die Erythrozyten den oxidativen Stress verstärken. Filite (*nach Enderlein*) sind teilweise abgebaute Fibrin-Polymere, also aggregierte Proteine, die auf pathologische Prozesse hinweisen können. Sie konnten u.a. auch in Tumorgewebsproben nachgewiesen werden, nicht aber in normalem Gewebe. Fibrin bildet so die Basis für den morphologischen Aufbau von Tumoren, bildet eine Schutzbarriere gegen Zellen des Immunsystems und dürfte sogar für einen gewissen Schutz der Tumorzellen gegen Chemotherapeutika verantwortlich sein."

Das wäre doch mal ein Ansatz für eine neuartige Krebstherapie!

*(Oxidativer Stress ist das Missverhältnis zwischen Antioxidantien und Freien Radikalen. Das Mittel dagegen sind Vitalstoffe und sekundäre Pflanzenstoffe, u.U. auch Vitamin C-Infusionen.)

Nach meinem Verständnis sind Filite im Dunkelfeld als primäres Phänomen ein Hinweis auf kapillare Durchblutungsstörungen, Kreislaufprobleme, Krampfadern usw., unter Umständen aber auch nur die Folge einer ausgeprägten „Rollenbildung" (Milieustörung = Geldrollen, Darmrollen).

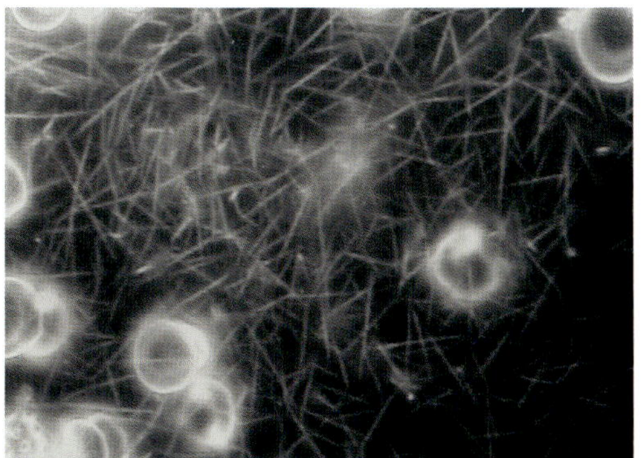

Bild 64: Filite II

Filite II:

massive Filitbildung
bei einem Marcumar-Patienten.

Auf diesem Bild kann man sich die scharfkantigen Strukturen (Gerner) sehr gut vorstellen.

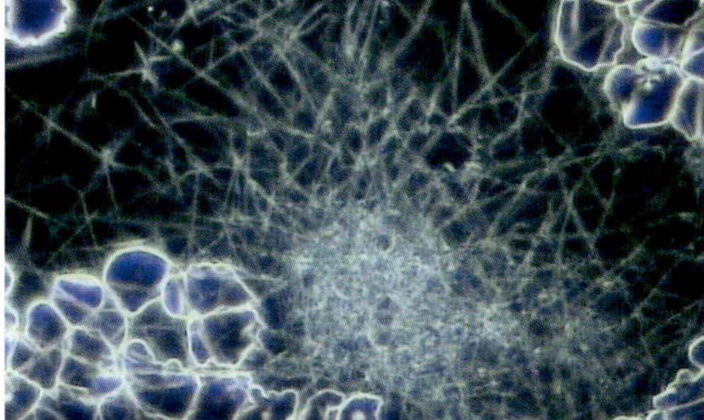

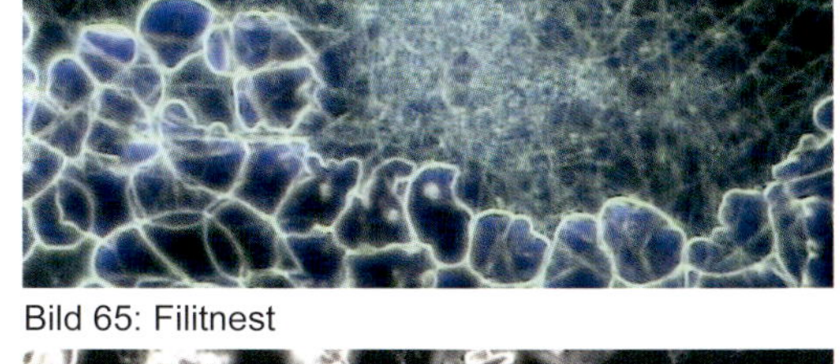

Bild 65: Filitnest

Filitnest:

Filitnester sind eine Steigerung des Phänomens Filite

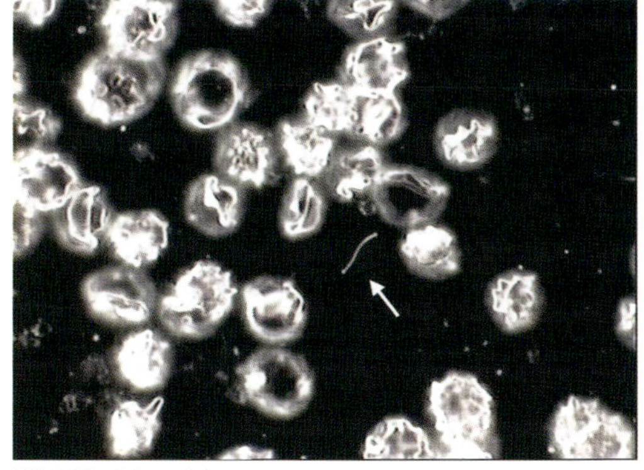

Bild 66: Chondrit

Chondrite:

Chondrite bestehen aus einem Filum (Faden) und je einem Symprotitköpfchen an beiden Enden. Enderlein spricht auch von „*Chondrithanteln*“. Sie bewegen sich meist sehr schnell, verschwinden hinter den Erythrozyten, um kurz darauf wieder aufzutauchen.

Die Unterscheidung von Chondriten und Bakterienstäbchen ist meistens einfach: Das verbindende Stäbchen ist bei den Chondriten dünn und weiß, ohne einen sichtbaren Zwischenraum. Bei Bakterien findet man dagegen in der Regel einen Zwischenraum (Zytoplasma) mit oft sichtbaren Zellteilungen und einem weißem Rand. Das war der Stand vor 10 Jahren. Inzwischen tauchen aber Bakterien in den vielfältigsten Formen auf. Gerade diese Möglichkeit der Formveränderung, je nach Situation, ist typisch für viele Bakterien, z.B. Borrelien.

Chondrite sind lt. Enderlein als Symbionten physiologisch. Sie sind neben den Symprotiten die einzigen Entwicklungsformen des Endobionten, die apathogen sind. Dabei ist das verbindende Filum aber so klein, dass es im Mikroskop nicht sichtbar ist, d.h. man erkennt nur zwei in gleichem Abstand und Rhythmus nebeneinander her tanzende Symprotite. Jeder Chondrit mit einer sichtbaren Verbindung ist daher, streng genommen, schon ein Makrochondrit und damit pathogen. Nach meinen Praxiserfahrungen über viele Jahre hat sich aber gezeigt, dass Chondrite im Allgemeinen wenig pathogen sind.

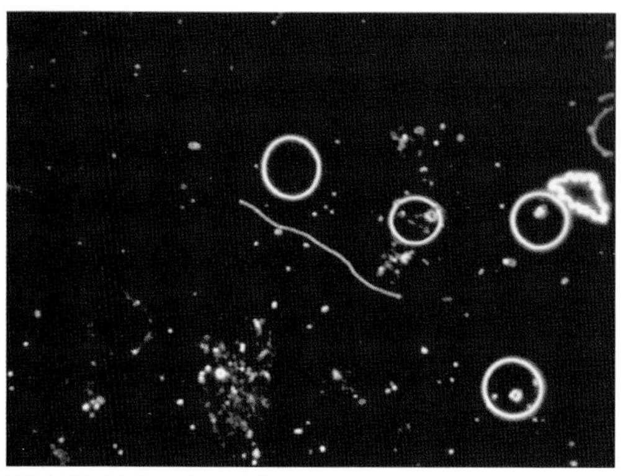

Bild 67: Makrochondrit

Makrochondrite:

Größere Chondrite (Makrochondrite), die durchaus auch ein Vielfaches der hier abgebildeten Größe erreichen können, sind je nach Größe und Anzahl als mehr oder weniger pathogen einzustufen. Nach von Brehmer findet man sie gehäuft bei gutartigen Tumoren.

Rauchen - das heikle Thema

Es gibt sicher nur wenige Themen, bei denen die Meinungen so aufeinanderprallen wie beim Rauchen. Für die Raucher - könnte man meinen - ist es eine Weltanschauung und ein wesentlicher Teil ihrer Lebensqualität (?) Die Nichtraucher schütteln da nur verständnislos den Kopf. Jeder Raucher weiß, dass Rauchen extrem gesundheitsschädlich ist und raucht trotzdem weiter. Man geht davon aus, dass die furchtbaren Folgen immer nur die anderen betreffen werden. Ich möchte hier jegliche Polemik vermeiden. Nur so viel: Es gibt in der Natur kein anderes Lebewesen, das bewusst und vorsätzlich etwas tun würde, von dem es weiß, dass es ihm schadet.

So erlebe ich immer wieder Patienten, die mir gleich von vornherein sagen, dass ich ja nicht glauben solle, sie würden aufhören zu rauchen. Ich lasse das dann so stehen, weise aber darauf hin, dass wir dann auch nicht erwarten können, dass die Therapiemaßnahmen optimal sein werden.

Für mich ist das Rauchen nicht etwa eine *coole* Angewohnheit, sondern eine Sucht und damit eine Krankheit. Im Dunkelfeld zeigt sich das dann in Form von Targetzellen (Sauerstoffmangel), zahlreichen hoch überlasteten kleinen Granulozyten (chron. Raucherbronchitis) und Erys mit vielen Chondritfortsätzen als Zeichen der Lungenbelastung.

Dazu die folgenden Bilder:

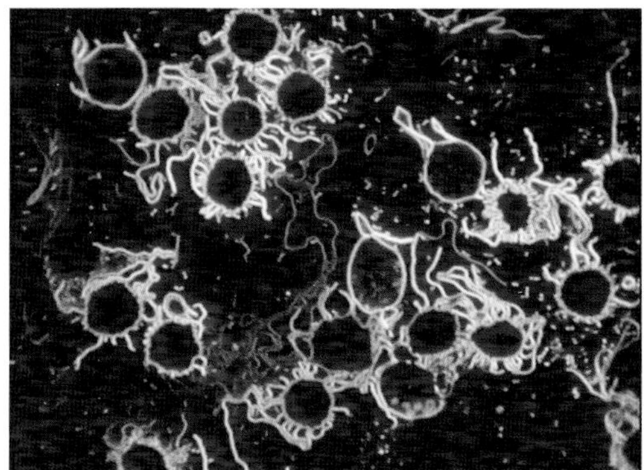

Bild 68: Chondrite bei Lungenbelastung I

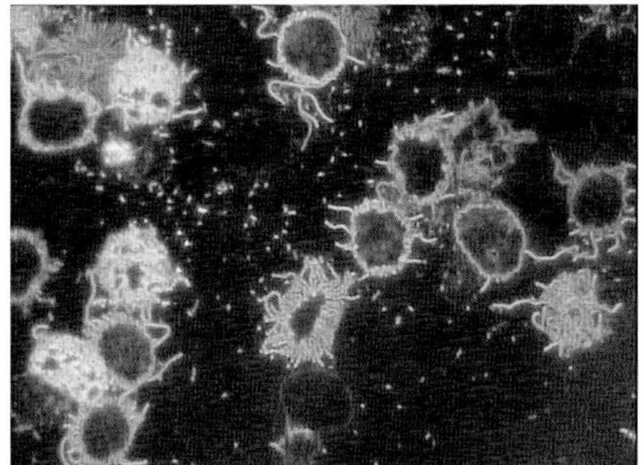

Bild 69: Chondrite bei Lungenbelastung II

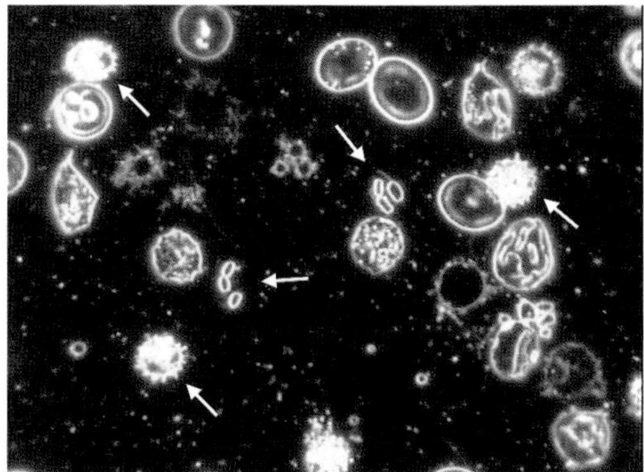

Bild 70: Bakterienformen I

Bakterienformen I:

Das Bild zeigt relativ kleine Bakterienformen, nach unserem Verständnis Bakterienstäbchen (*Leptotrichia buccalis*).

Bei dem linken 2er-Stäbchen ist deutlich die schon einmal erfolgte Teilung erkennbar.

Die weißen stachligen Kugeln (Pfeile) sind Diökothecite.

Im Blut auftauchende Bakterienformen aller Arten und Formen sind als Entwicklungsstufe des Endobionten immer ein Hinweis auf eine Abwehrschwäche, nach Enderlein auch auf eine Krebserkrankung. Ich kann das so nicht bestätigen und bin generell mit derartigen Feststellungen sehr vorsichtig. 2004 habe ich noch geschrieben: Im Sofortblutbild sieht man nur relativ selten lebende Bakterien. Im Verlauf der letzten Jahre hat sich das deutlich geändert. Ich sehe inzwischen laufend Bakterienkugeln (Kokken) und -stäbchen im Sofortblut, ohne dass die betreffenden Patienten schwer erkrankt wären.

Hier stellt sich die Frage: Kann das Immunsystem diese Bakterien nicht erkennen, weil sie sich irgendwie getarnt haben? Oder hält das Immunsystem ein Eingreifen nicht für erforderlich, weil es diese Bakterien nicht für schädlich hält? Bilden Sie sich selbst Ihre Meinung. Ich kann es Ihnen nicht verbindlich beantworten. Mehr zu diesem Thema ⇨ Borreliose

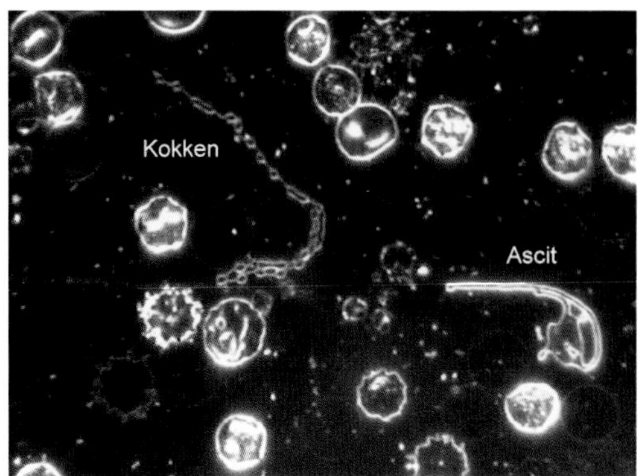

Bakterienformen II:

Das Bild zeigt einen *Asciten*, also ein Bakterienstäbchen, das aus einem Erythrozyten herauswächst und einen relativ großen Kokkenstrang (Enderlein: *Mychite*).

Bild 71 Bakterienformen II

Sie alle kennen Menschen in Ihrem Umfeld, die „plötzlich" an Krebs erkrankt sind. Tatsächlich ist Krebs aber eine Krankheit, die sich über Jahre und Jahrzehnte aufgrund einer Vielzahl von Störungen entwickelt, mit denen der Körper irgendwann nicht mehr zurecht kommt. Irgendwann reicht dann die durch die Mitochondrien bereitgestellte Energie nicht mehr aus, um alle Körperfunktionen aufrecht zu erhalten. Als Notmaßnahme steigt der Körper in der Folge aus dem Oxydationsstoffwechsel aus und fällt in den Uraltstoffwechsel der Einzeller zurück, um so ein Minimum an Energie zur Verfügung zu haben und das Überleben zu sichern.

Ich bin außerordentlich dankbar für ein Instrument wie die Dunkelfeldmikroskopie, mit dem man frühzeitig eine derartige Entwicklung erkennen und mit geeigneten Mitteln gegensteuern kann.

Über den Wert einer schulmedizinischen Abklärung in diesem Zusammenhang kann man geteilter Meinung sein. Ich versuche auch nicht, die Patienten da irgendwie zu beeinflussen. Nach meiner Meinung ist man aber zu schnell mit der Feststellung „bösartig" und der üblichen Vorgehensweise: Chemotherapie - Bestrahlung - Operation - Antikörpertherapie usw. Ich bin auch überhaupt kein Freund von invasiven Untersuchungen, wie z.B. Biopsien, da hierdurch bösartiges Tumormaterial in großem Stil im Körper ausgestreut werden kann. Enderlein war ein erbitterter Gegner von Chemotherapie, Bestrahlungen und Operationen bei Krebs.

Ich kenne etliche Fälle von Patienten, die man wegen einer leichten Erhöhung des (dubiosen) PSA-Werts zuerst einer Stanzbiopsie und danach einer Operation unterzogen hat, mit der Folge, dass sie hinterher impotent und inkontinent waren. Lebensqualität adieu! Es gibt zahlreiche Untersuchungen in den USA, die belegen, dass die Krebspatienten, die unbehandelt geblieben sind, länger überlebt haben!

„Die operative Entfernung eines Primärtumors führt oft zu einem sprunghaften Wachstum von Metastasen." (C. Gerner)

„Jedes Kind kann daraus schließen, dass das Auftreten von Metastasen nach einer Bestrahlung oder Chemotherapie durch diese Behandlung hervorgerufen wird und nicht durch irgendwelches „Aussäen". Der Begriff Metastasen gehört damit in den Bereich Science Fiction, aber nicht in eine ernsthafte Diskussion über Krebs.

(HP Sabine Maurer, Dr. rer. nat. Toni Gradl)

Symplasten und Pseudokristalle

Wie so vieles in der Dunkelfeldmikroskopie, werden auch die häufig und in den unterschiedlichsten Formen vorkommenden Symplasten völlig unterschiedlich interpretiert. Enderlein definiert den Symplastismus wie folgt:

- „Vereinigung aller Möglichkeiten höherer und höchster Entwicklungsphasen (des Endobionten) zu einer einheitlichen Zusammenballung und anschließender Zerfall derselben in die Primitivphasen".

- „Form der Einschmelzung (Zusammenballung) aller höheren Formen (des Endobionten), verbunden mit einer Neigung zu stärkerer Alkalität". Höhere Alkalität im Blut bedeutet immer auch Kompensation einer Übersäuerung im Gewebe.

- „Zusammenballung aller Entwicklungsphasen des Endobionten (Virus-, Bakterien-, Pilzphasen). Sie sind kein Entwicklungsstadium, sondern eine Erscheinungsform."

Ich sehe in Symplasten in erster Linie einen Entsorgungsmechanismus, eine Art Müllbeseitigung von

- endobiontisch belastetem Trockeneiweiß
- Fremdeiweiß (wie z.B. abgestorbenen Bakterien)
- Zelltrümmern (abgestorbenen Zellen und Zellfragmenten)
- Abbauprodukten des Stoffwechsels (Schlacken)

Auch für Symplasten gilt: je mehr und je größer, desto höher ist die endobiontische Belastung. Auffallend ist oft, dass die Zahl der Symplasten im Verlauf von 24 Stunden deutlich zunehmen kann, was ein Hinweis auf eine endobiontische Aufwärtsentwicklung sein kann.

Enderlein hielt es durchaus auch für möglich, dass Symplasten durch die relativ großen Zusammenballungen im Gehirn Stauungen auslösen und damit eine Apoplexie verursachen können.

Es ist für mich eine der faszinierendsten Beobachtungen im Dunkelfeld, dass die neutrophilen Granulozyten oft in großer Zahl versuchen, die vorhandenen Symplasten während der Eintrocknungsphase anzugreifen. Dazu muss man allerdings wieder das Blut über einen längeren Zeitraum beobachten. Ich bin immer wieder erstaunt, dass der winzige Blutstropfen ohne jeglichen Kontakt zum Gesamtorganismus (?) noch in der Lage ist, Entscheidungen über erforderliche Abwehraufgaben zu treffen!

Ich habe in diesem Zusammenhang Berichte von Kollegen gehört, die bei Patienten eine Injektion durchgeführt und festgestellt haben, dass dadurch der vorher abgenommene Blutstropfen unter dem Mikroskop beeinflusst wurde! Es bleibt jedem selbst überlassen, sich seine Meinung dazu zu bilden. Ich für meinen Teil schließe jedenfalls gar nichts aus.

Es ist für mich immer wieder faszinierend zu erleben, wie Patienten sagen: „Erklären Sie mir das ganz genau. Ich muss das verstehen.“ Ich bin natürlich gern bereit, alle Phänomene im Dunkelfeld und alle geplanten Therapiemaßnahmen ausführlich zu erklären. Und das oft auch nicht nur einmal. Das mit dem Verstehen ist aber so eine Sache. Wir haben immer den Ehrgeiz, das ganze Universum zu verstehen, haben aber gleichzeitig große Mühe, auch nur die kleinsten Zusammenhänge in unserem näheren Umfeld zu verstehen. Wir sind alle zu sehr kopflastig. Der Körper weiß oft viel besser, was zu tun ist. Ich sage den Patienten dann auch oft: „Lassen Sie sich bitte mal von Ihrem Arzt erklären, wie die „Grippeschutzimpfung“ funktioniert.“ Die Reaktion des Arztes ist leicht auszumalen!

Wir unterscheiden im Dunkelfeld im Wesentlichen Mucor- und Aspergillus-Symplasten, Mischsymplasten und Sklerosymplasten:

- **Mucor-Symplasten** weisen auf eine Belastung aus der Zyklode des Mucor racemosus hin, also auf Störungen im Herz-Kreislaufsystem und in allen Bereichen, die mit dem Blut direkt oder indirekt zu tun haben, aber auch auf Milieustörungen. Mucor racemosus-Symplasten sind reinweiß.

- **Aspergillus-Symplasten** sind ein Zeichen für Störungen im Calcium-Haushalt, im Knochen- und Gelenksystem und für Erkrankungen von Lunge, Haut, Lymphsystem, Drüsen oder Urogenitalsystem. Sie können auch ein Hinweis auf Schimmelpilze sein (Umfeld, Wohnräume usw. untersuchen.) Aspergillus-Symplasten sind dunkel mit einem weißen Rand.

- **Mischsymplasten** sind ein Hinweis auf eine kombinierte Belastung aus den Zykloden beider Endobionten und damit ganz allgemein auf eine Endobiose. Es ist leicht nachvollziehbar, dass die meisten Symplasten im Dunkelfeld Mischsymplasten sind, da die meisten Patienten vielfältige Störungen haben.

- **Sklerosymplasten** sind nach Enderlein: „Uferlos mannigfaltige Gebilde blasiger, scheibenförmiger bis flächenhafter Natur“, nach P. Linhart: „sklerotische, bzw. kristalline Trockeneiweißformen von Symplasten.“ Sklerosymplasten können in verschiedenen Farben auftreten. Dazu mehr im Bilderteil.

Während Symplasten Gebilde mit verschwommenen Konturen sind, sehen wir im Dunkelfeld noch andere Formen, die eine mehr scharfkantige, kristalline Struktur haben, sogenannte Pseudokristalle und weitere kristalline Formen:

- **Pseudokristalle** sind endobiontische, kristalline Formen, die Hinweise auf Störungen oder organische Probleme geben können. Sie können auch in unterschiedlichen Farben auftreten, ähnlich den Farben der Sklerosymplasten.

- **Kristalline Formen** sind ein Hinweis auf die Tendenz, bestimmte Substanzen im Körper zu kristallisieren. Ursachen können sein: hoch mineralhaltiges Mineralwasser (Die anorganischen Mineralien im Mineralwasser kann der Körper nicht nutzen. Sie werden daher deponiert.) Hell leuchtende Gebilde aus mehr oder weniger großen Haufen kleiner, weißer Kristalle (ähnlich wie Kandiszucker-Klumpen) sind ein Hinweis auf eine Harnsäurebelastung.

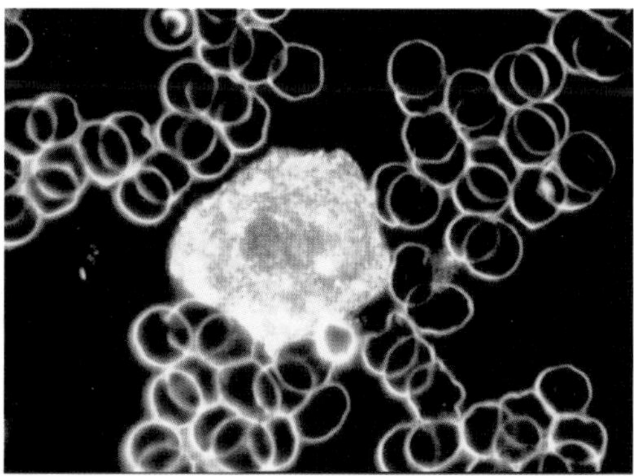

Bild 72: Mucor-Symplast I

Mucor Symplast:

Mucor Symplasten sind überwiegend reinweiß. Sie sind ein Hinweis auf Störungen im Herz-Kreislaufsystem und in allen Bereichen, die mit dem Blut direkt oder indirekt zu tun haben, aber auch auf Milieustörungen.

(⇨ G. Weigel, „Praxisleitfaden SANUM-Therapie nach Prof. Enderlein“: Charakteristik des Mittels MUCOKEHL®)

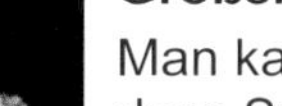

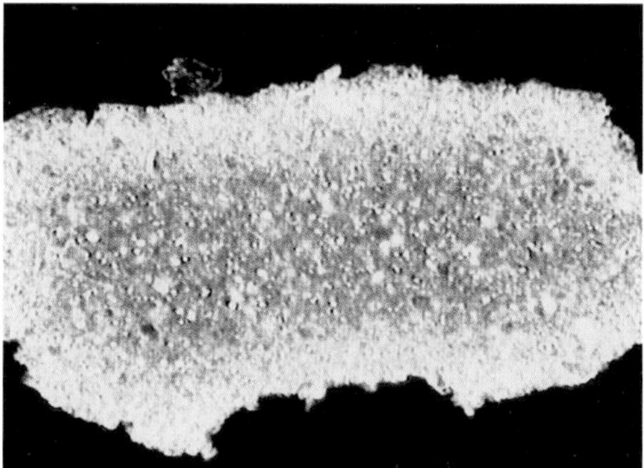

Bild 73: Mucor-Symplast II

Großer Mucor-Symplast:

Man kann sich gut vorstellen, dass Symplasten in dieser Größe zu ernsthaften Durchblutungsproblemen führen können.

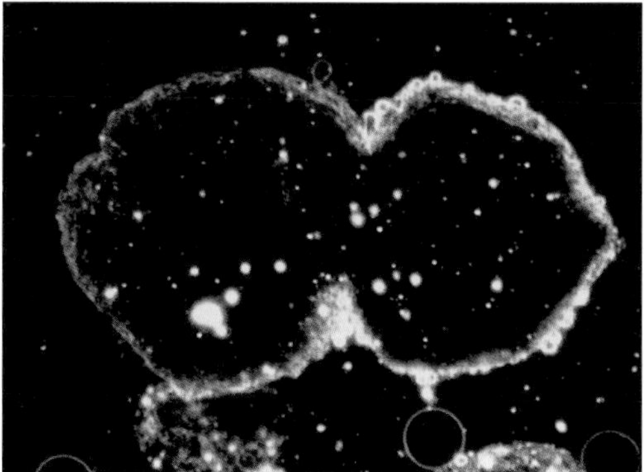

Bild 74: Aspergillus-Symplast I

Aspergillus-Symplast:

Aspergillus-Symplasten sind innen dunkel und haben einen weißem Rand.

Oft sind sehr schön verschiedenartige, farbige Einschlüsse erkennbar.

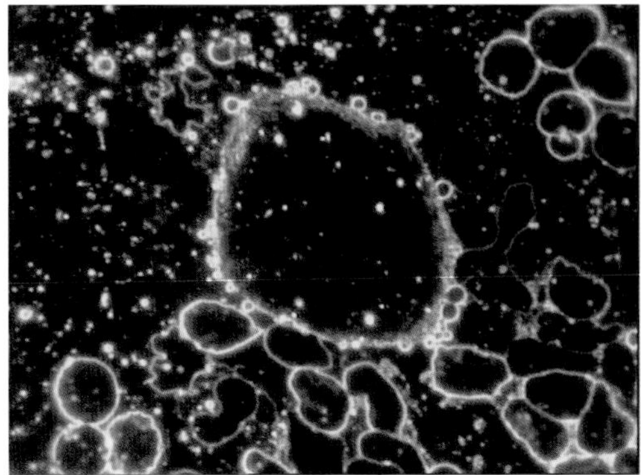

Aspergillus-Symplast:

Aspergillus-Symplast nach einigen Stunden mit blasenartigen Strukturen auf dem Rand.

Bild 75: Aspergillus-Symplast II

Aspergillus-Symplasten sind ein Hinweis auf Störungen im Calcium-Haushalt, im Knochen- und Gelenksystem und auf Erkrankungen von Lunge, Haut, Lymphsystem, Drüsen oder Urogenitalsystem (Tuberkulinische Konstitution). (⇨ G. Weigel, „Praxisleitfaden SANUM-Therapie nach Prof. Enderlein“: Charakteristik des Mittels NIGERSAN®)

Die blasenartigen Strukturen auf der Oberfläche sind nach H. Reich, einem Schüler von Sigmund Freud, der das nächtelang beobachtet hat, sich bildende Mikroorganismen. Bei Enderlein findet sich dazu kein Hinweis.

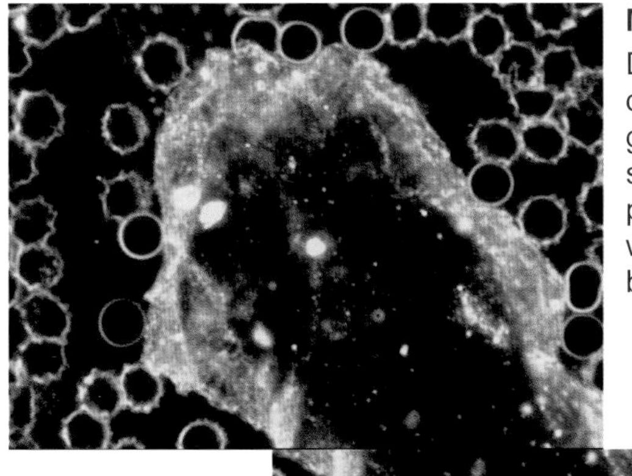

Mischsymplast:

Die beiden Bilder zeigen die obere und die untere Hälfte eines außergewöhnlich großen Mischsymplasten mit eingeschlossenen, hell leuchtenden sporoiden Symprotiten (Trockeneiweiß), für mich ein Hinweis auf eine starke endobiontische Milieubelastung.

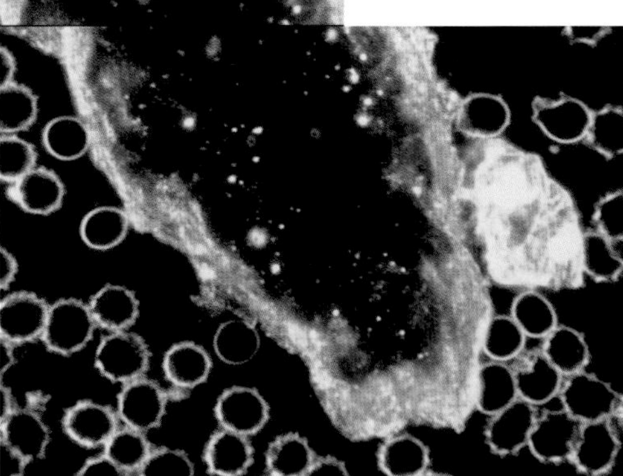

Neben dem unteren Teil ist rechts noch ein weiterer kleiner Symplast zu sehen, der eher als Mucor-Symplast einzustufen ist.

Bilder 76 und 77: Mischsymplast I

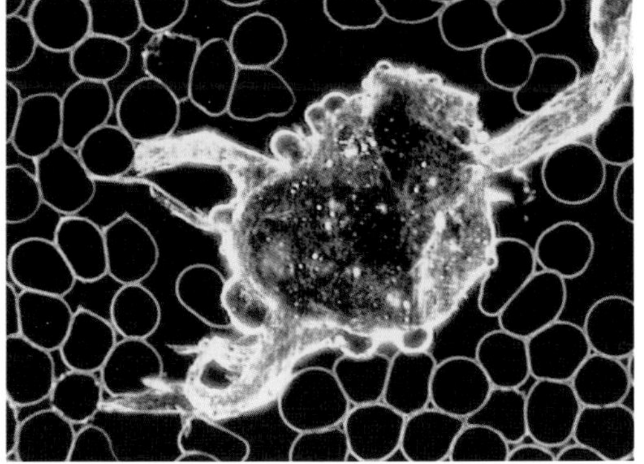

Mischsymplast:

Bizarr geformter Mischsymplast, kombinierte Belastung aus den Zykloden der Endobionten *Mucor racemosus* und *Aspergillus niger,* entsprechend den jeweiligen Charakteristika.

Bild 78: Mischsymplast II

Lt. Signaturenlehre* könnte die Form in Bild 78 auch ein Hinweis auf ein bestimmtes körperliches Geschehen sein. Bitte seien Sie vorsichtig bei der Interpretation!

*Durch ein Kennzeichen, eine Signatur, zeigt sich in der Natur eine geheime Verwandtschaft zwischen verschiedenen Dingen. Das macht sich die Signaturenlehre z.B. in der Therapie zunutze: Die herzförmigen Blätter der Melisse zeigen z.B. an, dass diese Pflanze bei Herzkrankheiten nützlich sein kann. Ein weiteres Beispiel sind Walnüsse: Eine Walnusshälfte hat sehr viel Ähnlichkeit mit dem menschlichen Gehirn. Daher ist es naheliegend, dass Walnüsse eine gute Gehirnnahrung sind.

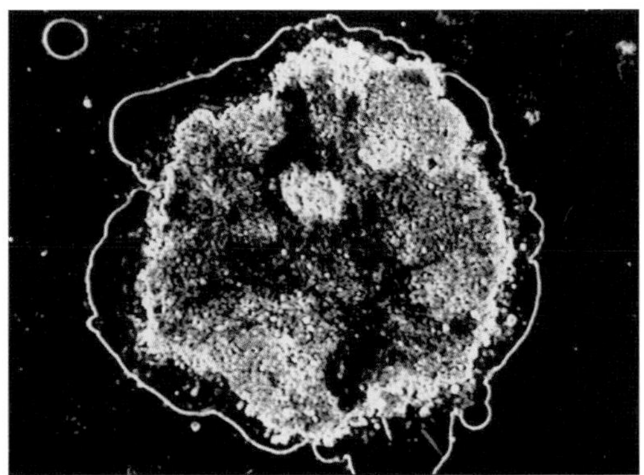

Sklerosymplasten:

Sklerosymplasten sind nach Enderlein: „Uferlos mannigfaltige Gebilde blasiger, scheibenförmiger bis flächenhafter Natur"

Ich sehe manchmal auch bei neutrophilen Granulozyten nach einigen Stunden, dass sie eine derartige Membran bilden. Den Grund dafür kenne ich leider nicht.

Bild 79: Sklerosymplast I

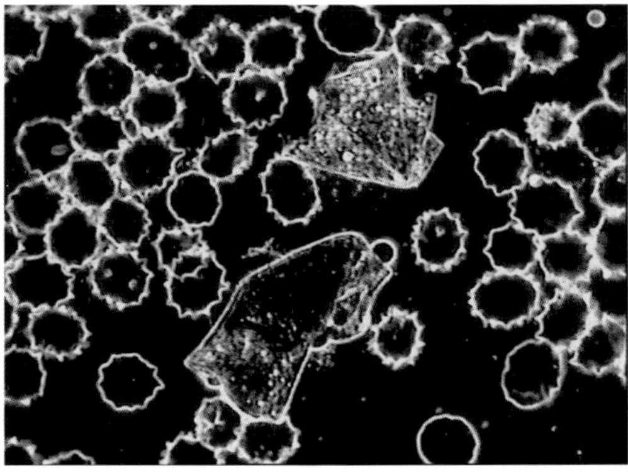

Sklerosymplasten können je nach Farbe bestimmten Organen zugeordnet werden (Franz Arnoul, Peter Linhart):

gelb bis **orange**	=	Oberbauch, Gallenblase, Gallenwege, Pankreas
dunkelbraun bis **schwarz**	=	Magen, Darm, Leber
blau	=	Schilddrüse
grün	=	Nieren, Urogenitalsystem

Bild 80: Sklerosymplasten II

Nach P. Linhart sind Sklerosymplasten „sklerotische, bzw. kristalline Trockeneiweißformen von Symplasten." In seinem Buch „Die unsichtbare Macht des Endobionten" finden Sie dazu zahlreiche spektakuläre Bilder. Ich kann dazu nichts sagen, da ich diese Formen aus meiner Praxis eigentlich nicht kenne. Weitere interessante Bilder finden Sie auch im Buch von C. und F. Arnoul „Einführung in die Dunkelfeldmikroskopie".

Hier einige weitere Bilder aus der phantastischen Welt der Symplasten:

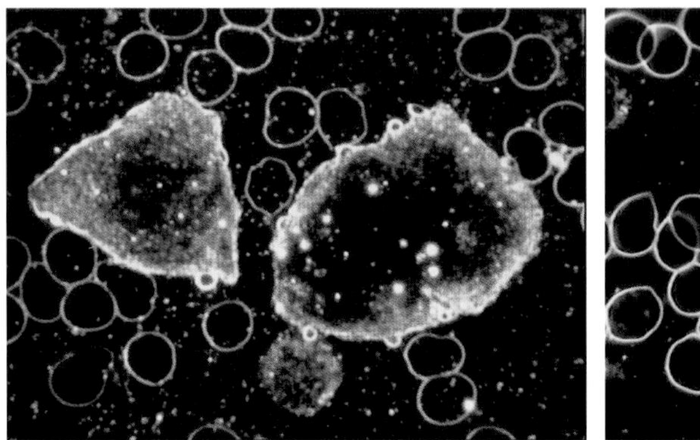

Bild 81: Aspergillus-Symplasten

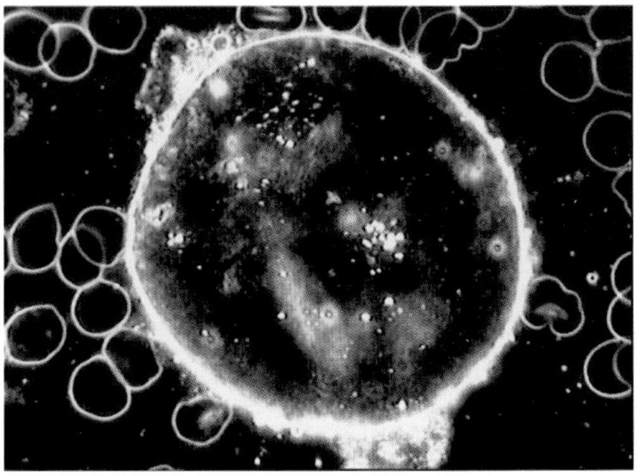

Bild 82: Aspergillus-Symplast

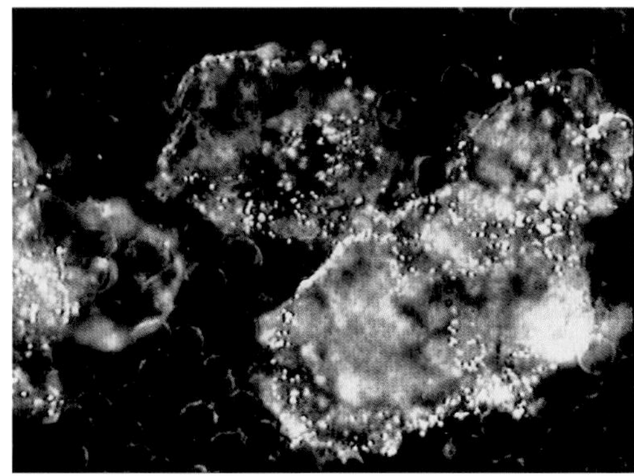

Bild 83: Aspergillus-Symplasten

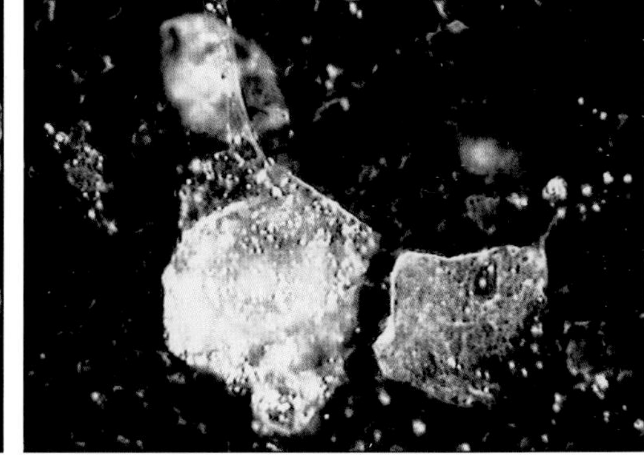

Bild 84: Mischsymplasten

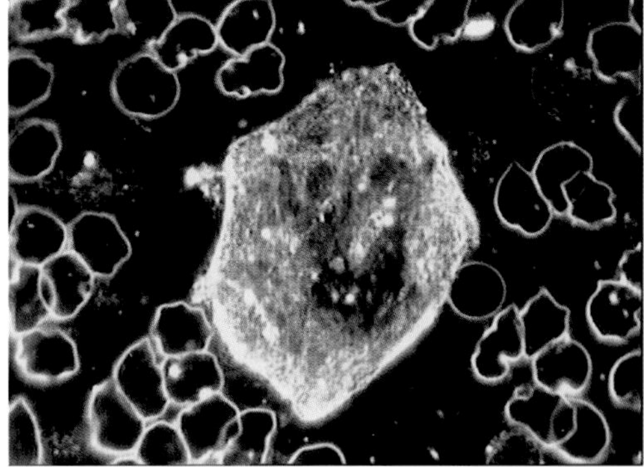

Bild 85: Mischsymplast

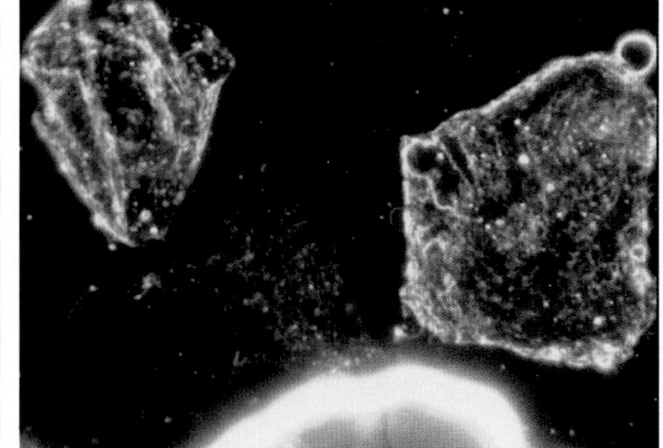

Bild 86: Mischsymplasten

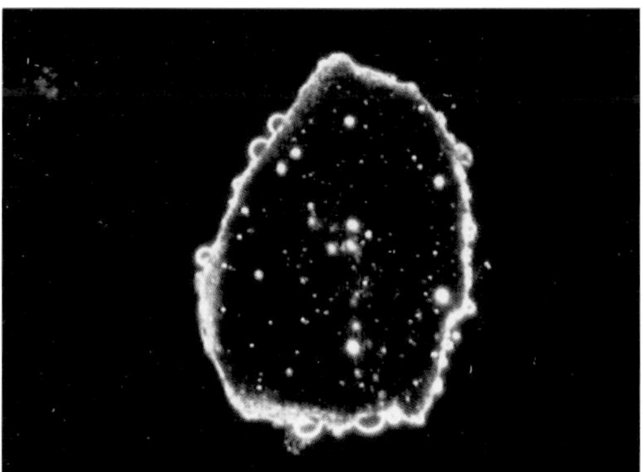

Bild 87: Aspergillus-Symplast

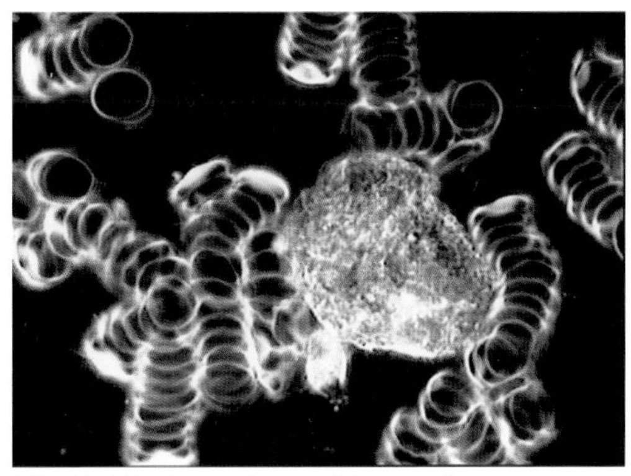

Bild 88: Mischsymplast und Darmrollen

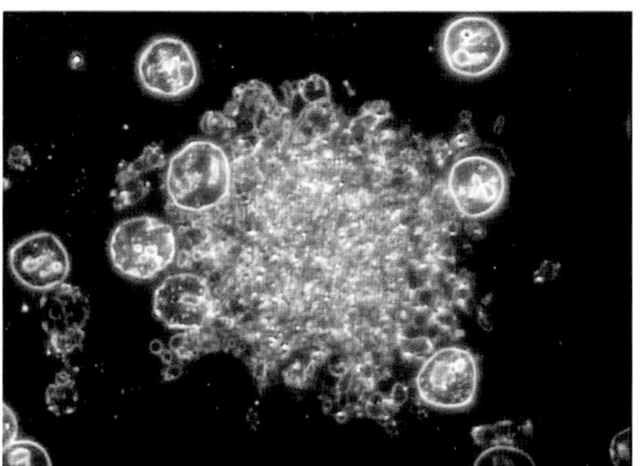

Bild 89: Thrombozytensymplast

Thrombozytensymplast:

Thrombozytensymplasten tauchen gelegentlich in der Eintrocknungsphase nach einigen Stunden auf und sind ein Hinweis auf Störungen im Blutgerinnungssystem.

Zusätzlich sieht man in Bild 89 endobiontisch belastete Erythrozyten (CW-D-Bakterien).

Symplasten und deren Entsorgung durch Granulozyten

Oft kann man im Verlauf von einigen Stunden beobachten, wie einzelne oder mehrere Granulozyten versuchen, die Symplasten anzugreifen. Dieses Phänomen bestätigt meine Theorie der „Müllentsorgung" durch die Symplasten. Hier noch einmal die Frage: Woher haben sie den Auftrag für diese Arbeit erhalten?

Die folgenden Bilder zeigen Symplasten, die mit zahlreichen Granulozyten besetzt sind. Unter dem Mikroskop sind Symplasten und Granulozyten durch die deutliche Aktivität der Granulozyten leicht voneinander zu unterscheiden.

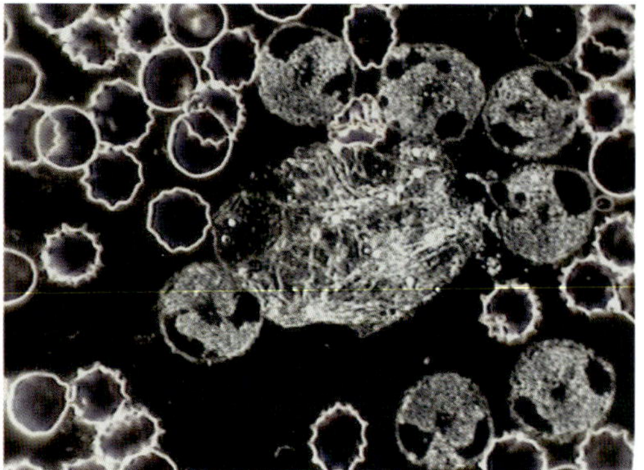

Symplast mit zahlreichen aktiven Granulozyten

6 Stunden nach der Blutabnahme

Bild 90: Symplast mit Granulozyten I

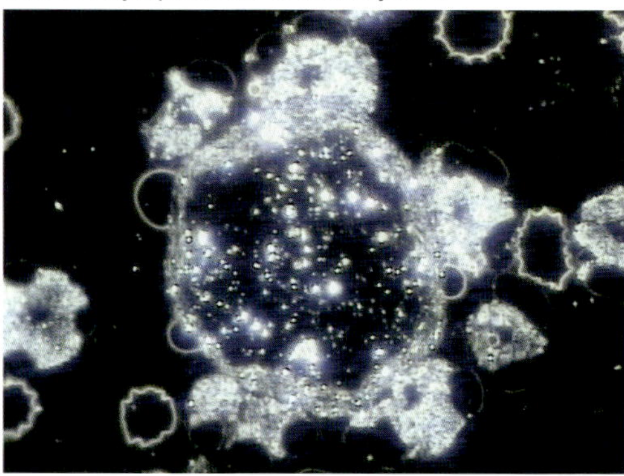

Symplast mit zahlreichen aktiven Granulozyten

8 Stunden nach der Blutentnahme

Bild 91: Symplast mit Granulozyten II

Pseudokristalle und Harnsäurekristalle

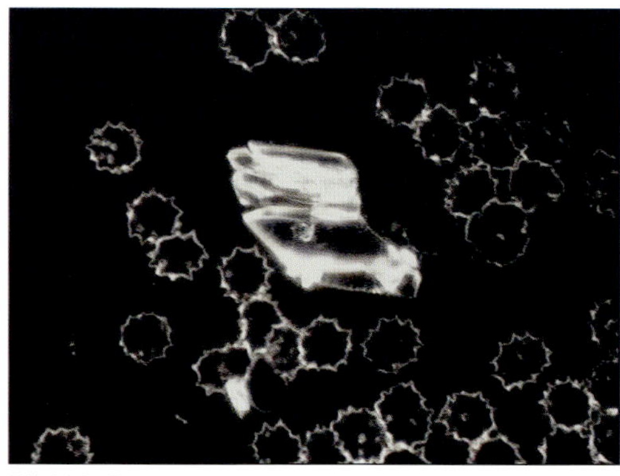

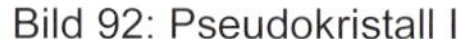

Bild 92: Pseudokristall I

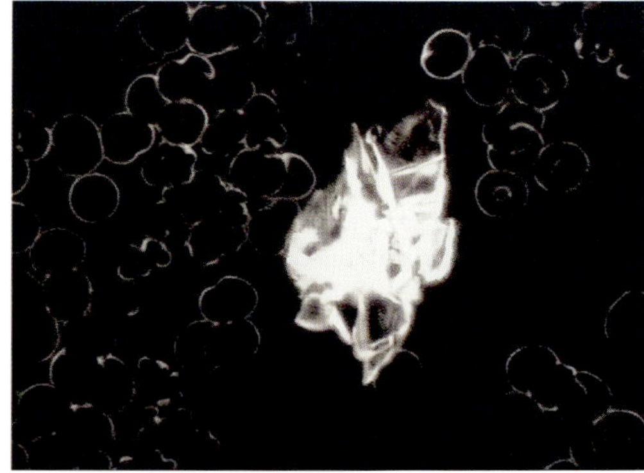

Bild 93: Pseudokristall II

Pseudokristalle, aus Eiweißkolloiden des Endobionten geformt, haben aber im Gegensatz zu Symplasten glasartig klare, oft scharfkantige Strukturen.

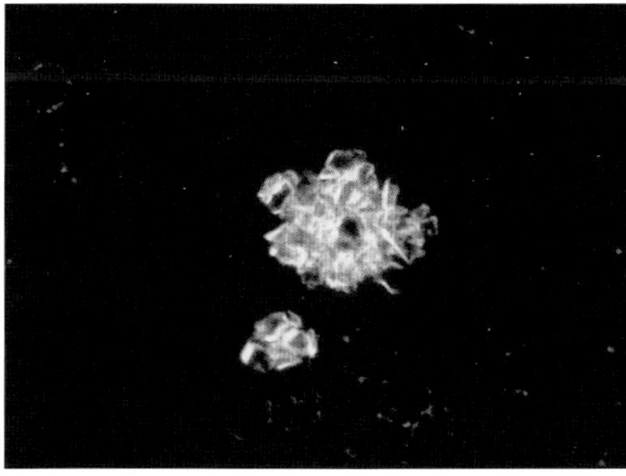

Bild 94: Harnsäurekristalle I

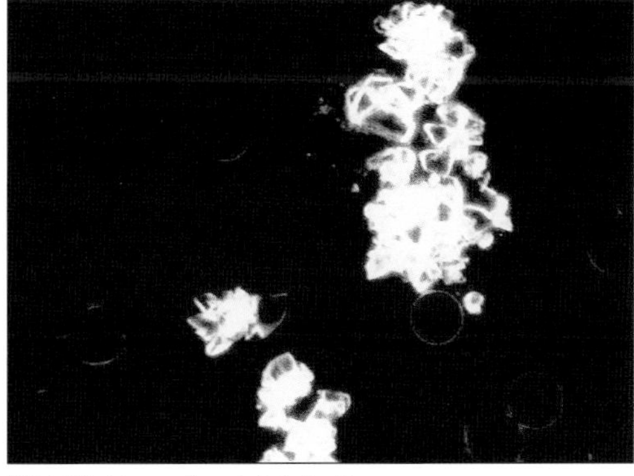

Bild 95: Harnsäurekristalle II

Harnsäurekristalle sind normalerweise feiner strukturiert als Pseudokristalle. Sie tauchen eher selten im Dunkelfeld auf und sind dann ein Hinweis auf eine erhöhte Harnsäurebelastung, bzw. eine eingeschränkte Nierenfiltration des Patienten.

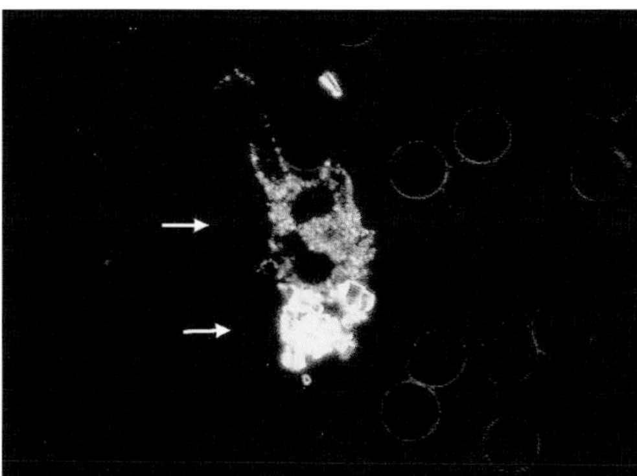

Bild 96: Harnsäurekristalle III

Harnsäurekristall

mit einem angedockten neutrophilen Granulozyten. Auch hier versucht die Körperabwehr, offensichtlich noch nach Stunden und Tagen, ähnlich wie bei den Symplasten, den „Fremdkörper" zu entsorgen.

Der Rand des Blutausstrichs

Der Rand des Blutausstrichs gibt zusätzliche Hinweise auf Konditionierungen, Belastungen oder Erkrankungen des Patienten:

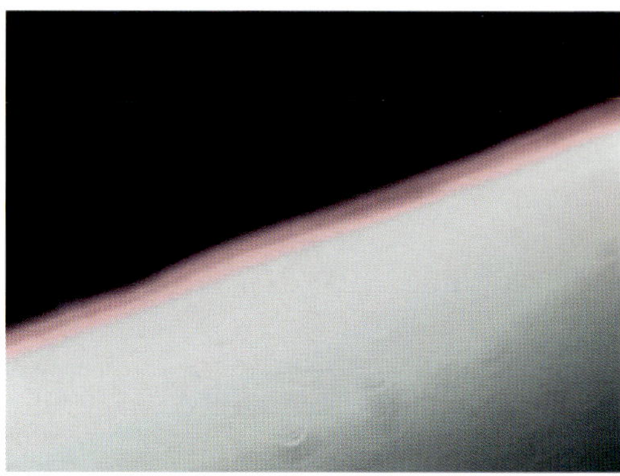

Bild 97: Roter Rand

Roter Rand:

Der Blutstropfen zwischen Objektträger und Deckglas hat normalerweise im Dunkelfeld einen äußeren weißen Rand. (Bitte nicht mit Luftblasen im Inneren verwechseln!)

Ein roter Rand des Bluttropfens ist der Aspergillus-Zyklode zuzuordnen.

Die Aspergillus-Zyklode repräsentiert die sogenannte tuberkulinische Konstitution und umfasst daher: Knochen und Gelenke, Kalziumstoffwechsel, Drüsen, Urogenitalbereich, Haut und Allergien. Zusätzlich besteht auch noch die Möglichkeit einer Belastung von Wohn- und Betriebsräumen mit Schimmelpilzen. Wir haben daher wieder einmal ein ganzes Arsenal von Möglichkeiten.

In den allermeisten Fällen handelt es sich erfahrungsgemäß um eine rheumatische Disposition oder tatsächlich vorhandene rheumatische Probleme (F. Arnoul).

Fragen Sie den Patienten gezielt nach eventuell vorhandenen Beschwerden. Fragen Sie auch nach einer ererbten Veranlagung, also ob früher schon ähnliche Fälle in der Familie aufgetreten sind. Achten Sie bitte auch darauf, ob alle vier Seiten des Blutstropfens einen roten Rand aufweisen oder nur einer, zwei oder drei, um so eine ungefähre quantitative Aussage zu bekommen.

Fragen Sie in diesem Zusammenhang auch nach der Blutgruppe und dem Fleischkonsum. Nach der „Blutgruppendiät“ von Dr. Peter J. D'Adamo haben Menschen mit der Blutgruppe A große Schwierigkeiten, Fleisch korrekt zu verdauen und zu verstoffwechseln. Sie sind so eigentlich die geborenen Vegetarier. Die Erfahrung lehrt, dass die bei der Fleischverdauung im Körper entstehenden fixen Säuren (Schwefelsäure, Phosphorsäure u.a.) eine erhebliche Rolle in einem rheumatischen Geschehen spielen können.

Die Patienten haben oft Schwierigkeiten mit dem Begriff Rheuma: Unter Rheuma verstehen wir hier nicht nur eine klassische Polyarthritis, sondern alles, was die Beweglichkeit beeinträchtigt und dabei Schmerzen verursacht, unabhängig davon, ob Rheumafaktoren nachgewiesen werden können oder nicht.

Endobiose und CWD-Bakterien

Unter dem Begriff Endobiose verstehen wir nach Enderlein die fortschreitende pathogene Aufwärtsentwicklung des Endobionten (*Mucor racemosus*) aufgrund einer veränderten Milieusituation. Dieser Vorgang zeigt sich vor allem an den Erythrozyten. Ich verwende hier den Begriff Endobiose für das Phänomen von CWD-Bakterien, die sich in Erythrozyten zurückgezogen haben, ein Phänomen, das für mich im Laufe der Jahre immer mehr an Bedeutung gewonnen hat. Für die Zuordnung im Dunkelfeld auftauchender Bakterien gibt es im Wesentlichen zwei Möglichkeiten:

1. Nach Enderlein handelt es sich um die Bakterienform *Leptotrichia buccalis* aus der Mucor-Zyklode, eventuell auch um den *Sclerothrix tuberculosis* (*Mycobacterium tuberculosis*) aus der Aspergillus-Zyklode. Zu behandeln ist in jedem Fall die endobiontische Belastung, die Endobiose.

2. Eine weitere Möglichkeit sind sogenannte CWD- oder L-Formen von Bakterien und Pilzen. CWD/L-Bakterienformen sind die schlüssige Erklärung für die laufenden Rezidive und Resistenzen beim Einsatz von Antibiotika. Zellwandfreie Candida-Formen sind die Begründung für therapieresistente Candida-Mykosen.

Da wir Pilze im Blut nicht erkennen können - auch wenn einige Kollegen da anderer Meinung sein sollten -, beschränke ich mich hier auf Bakterien.

Ich erlebe immer wieder Patienten, die sagen: „Ich bin nicht krank, aber auch nicht gesund. Irgendetwas stimmt nicht mit mir.“ Genau in dieser Situation zeigt sich dann oft im Dunkelfeld eine deutliche Endobiose. Ich stelle mir das so vor, dass in diesen Patienten gewissermaßen eine zweite Institution existiert, nämlich ganze Heerscharen von Bakterien, die verständlicherweise ihre eigenen Bedürfnisse haben. Die betroffenen Patienten füttern sie durch, entsorgen ihre Ausscheidungen, sehen sie aber nicht und können sie auch sonst nicht wahrnehmen. Und die Schulmedizin hat das zwar in der Regel verursacht (Antibiotika), hat aber keinerlei Möglichkeiten, sie nachzuweisen, und auch keine Mittel, sie zu beseitigen! Wir haben mit Dunkelfeld, Milieusanierung und SANUKEHL®)-Präparaten (⇨ G. Weigel „Praxisleitfaden SANUM-Therapie nach Prof. Enderlein“) einen erfolgversprechenden Weg, das Problem zu lösen.

In der Praxis ist für mich eine Endobiose folgender Vorgang: Von außen eindringende Bakterien werden von uns irgendwie angegriffen (z.B. durch Antibiotika), geben ihre Zellwand ab und werden so zu CWD-Bakterien (CWD = cell wall deficient = zellwandfrei). Sie stellen so nur noch Teilantigene dar und sind daher für das Immunsystem nicht mehr erkennbar. Da sie sich zusätzlich in Erythrozyten, Leukozyten und Thrombozyten in Sicherheit (⇨ Eintrocknungsformen) bringen, sind sie gewissermaßen von der Bildfläche verschwunden und tauchen in keiner herkömmlichen Blutuntersuchung mehr auf.

Wobei ich CWD-Bakterien nicht grundsätzlich als Bedrohung ansehe. Das widerspricht meinem Verständnis von Bakterien ganz allgemein. Aber: Bakterien sind Opportunisten, d.h. wir wissen nicht, ob sie nicht doch gegebenenfalls im falschen Moment zu unserem Nachteil aktiv werden könnten, wenn sie sich bedroht fühlen, oder sich das Milieu des Körpers negativ verändert.

Dazu auch noch ein kurzer Blick auf die Forschung von Lida H. Mattmann: Antibiotika und Antimykotika veranlassen Bakterien und Pilze, zellwandfreie CWD- oder L-Formen zu bilden, die für das Immunsystem nicht mehr erkennbar sind, da sie inkomplette Antigene darstellen. Eine Antikörperbildung ist nicht mehr möglich. Sie überleben jede Temperatur und sind nicht abzutöten. Mehrfaches Sterilisieren führt zu Mutationen und hochpathogenen Formen. Vorkommen bei schweren Milieustörungen wie z.B. bei Krebs, verursacht aber auch durch Antibiotika, Antimykotika (wie z.B. *Nystatin*®), Impfstoffe, Umweltgifte, anorganische Schwermetalle (Leitungswasser, Zähne usw.), Elektrosmog (Mobiltelefone, Schnurlostelefone) und Zahnbelastungen („tote Zähne") (Lida H. Mattmann, 1993, em. Professorin für Mikrobiologie an der Wayne State University, Detroit, Michigan).

Interessant ist in diesem Zusammenhang auch noch die Energiesituation: Die Erythrozyten transportieren mit dem Eisenmolekül im Hämoglobin bekanntlich Sauerstoff und damit Energie in die Zellen. Wenn die Erys aber in großer Zahl mit CWD-Bakterien besetzt sind, geht diese Fähigkeit weitgehend verloren. Falls die Bakterien - aus welchen Gründen auch immer - die Erys verlassen sollten, bleibt nur eine leere Hülle. Wir können das sehr schön im Verlauf einiger Stunden unter dem Mikroskop beobachten (⇨ Bakterienformen aus Erythrozyten).

Die Schulmedizin führt bekanntlich einen erbitterten Kampf gegen Bakterien aller Art. Das Resultat dieser Vorgehensweise ist, dass die so angegriffenen Bakterien mit Hilfe geeigneter Abwehrstrategien inzwischen zu ca. 50% resistent sind, d.h. sie haben gelernt, mit Antibiotika umzugehen und diese unbeschadet zu überstehen. Die Pharmaindustrie forscht verzweifelt nach neuen, überhaupt noch wirksamen Antibiotika und anderen Methoden, z.B. Bacteriophagen (Quelle: SWR 3 „Odysso").

Dabei geht man nach wie vor davon aus, dass man diesen „Krieg" irgendwann gewinnen kann. Es ist schon fast grotesk, mit welcher Überheblichkeit wir voraussetzen, die Mikroorganismen in der Natur würden tatenlos zuschauen, wenn wir sie attackieren. Die letzten 50 Jahre seit der Entdeckung des Penicillins beweisen sie hinreichend das Gegenteil. Bakterien und Pilze verändern sich permanent und sind der wissenschaftlichen Forschung immer einen Schritt voraus. Außerdem sind sie lernfähig. Im Gegensatz zu uns. Wie der Alltag permanent beweist, haben wir aus 2.000 Jahren Geschichte nichts dazu gelernt.

So gibt es Bakterien, die in Salpetersäure oder in schwefliger Säure leben können, andere existieren in kochenden Quellen auf Island oder in radioaktiv verseuchten Gebieten um Tschernobyl und wieder andere beseitigen die Umweltprobleme nach Erdölkatastrophen und sorgen in kürzester Zeit dafür, dass die Schäden an Tieren und Pflanzen beseitigt werden und die Natur wieder intakt ist. Wir haben hier bei uns in der Nähe ein Naturschwimmbad, in dem das Wasser ganz ohne Chemikalien geklärt wird - nur mit Bakterien und Mikroorganismen. Ein weiteres Beispiel ist die Kläranlage auf Baltrum, einer kleinen Nordseeinsel, die nur mit Bakterien arbeitet.

Irgendwie haben wir vergessen, dass wir inzwischen das schwächste Glied auf dieser Erde sind und dass wir ohne Bakterien und Mikroorganismen unterschiedlichster Art keine Minute überleben würden. Wir nutzen tagtäglich die Darmflora mit der größten Selbstverständlichkeit und bekämpfen auf der anderen Seite vermeintlich bösartige Bakterien mit Antibiotika. Wer soll das verstehen? Ich jedenfalls nicht!

Endobiose und CWD-Bakterien waren vor 10 Jahren noch eine Seltenheit. Inzwischen ist das fast der Normalfall bei den meisten Patienten. Dabei geht es auch hier darum: Wann tritt es auf? Schon im Sofortbild oder erst nach Stunden? Im Verlauf der Zeit zunehmend oder abnehmend? Eine weitere Frage, die mich schon lange beschäftigt, ist: Die Erythrozyten haben bekanntlich eine Lebenszeit von ca. 4 Monaten. Eigentlich müsste man davon ausgehen können, das sich damit das Thema Endobiose und CW-D-Bakterien so von selbst erledigt. Leider ist das aber offensichtlich nicht der Fall.

Seien wir froh, dass wir über Mittel wie NOTAKEHL® und QUENTAKEHL® von SANUM verfügen, mit denen wir Infektionen schnell, wirksam und biologisch sinnvoll entsprechend der Philosophie von Prof. Enderlein therapieren können. Mit den SANUKEHL®-Präparaten haben wir beim Auftauchen von zellwandfreien Formen eine sehr effektive zusätzliche Behandlungsmöglichkeit und mit dem Dunkelfeld ein unschätzbares Hilfsmittel für Diagnose und Kontrolle.

Sehr erfolgversprechend ist in diesem Zusammenhang die Untersuchung einer Borreliose im Dunkelfeld und die daraus resultierende Therapie (⇨ G. Weigel „Praxisleitfaden SANUM-Therapie nach Prof. Enderlein“).

Hier nachfolgend einige spektakuläre Bilder zum Thema Endobiose und CWD-Bakterien. Wenn man wie ich jahrein jahraus jeden Tag derartige Bilder sieht, bekommt man eine leise Ahnung davon, was in unserem Körper wirklich los ist, ohne dass wir es mitbekommen.

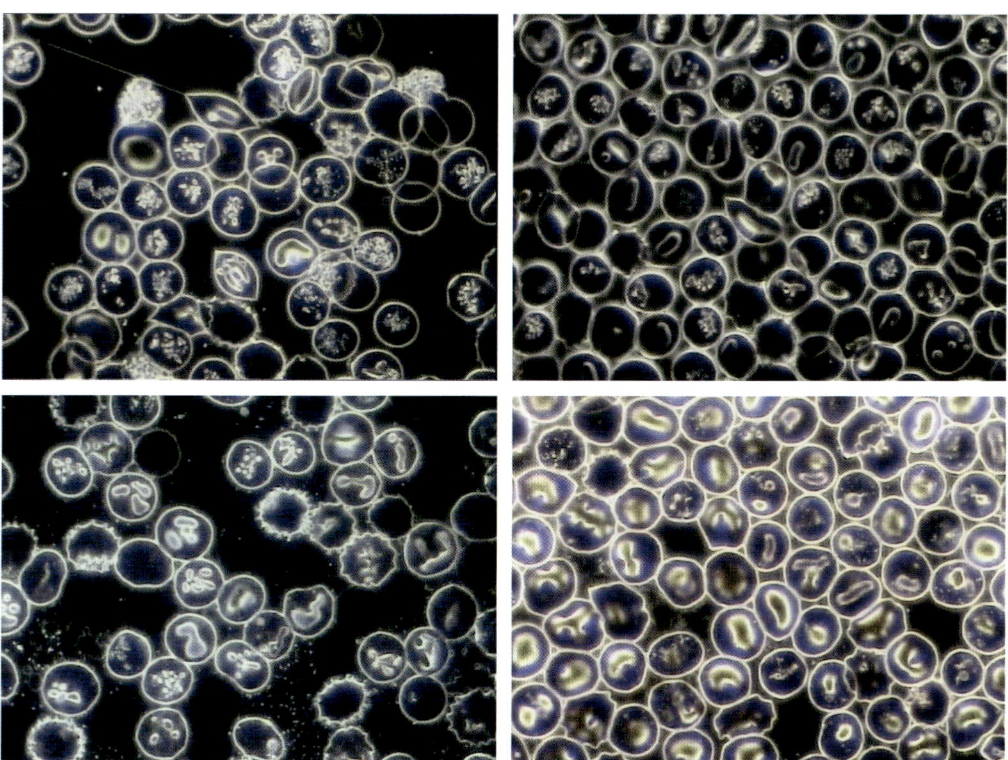

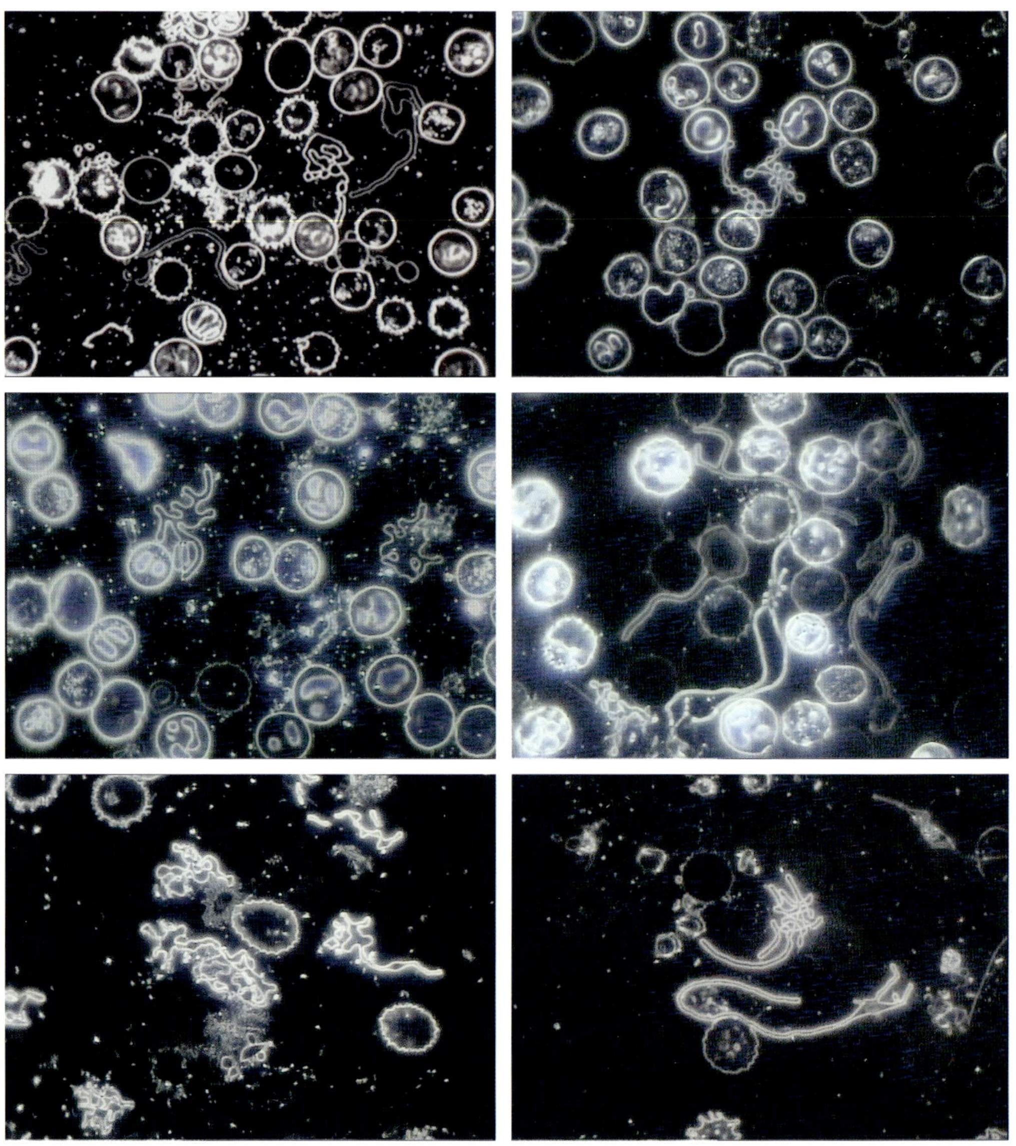

Borreliose

Das Thema hat für mich einen außerordentlich hohen Stellenwert. Ich erlebe seit Jahren zunehmend Borreliose-Patienten, die in der Regel eine erfolglose Antibiotikatherapie hinter sich haben, d.h. die Erkrankung hat sich im Laufe der Zeit nicht gebessert, sondern verschlimmert. Nähere Ausführungen dazu finden Sie in meinem Buch „ Praxisleitfaden - SANUM-Therapie“. Ich beschränke mich hier daher auf die im Dunkelfeld sichtbaren Phänomene:

Normalerweise kann man im Dunkelfeld klar erkennen, in welchem Stadium sich der Patient befindet. Im Stadium I sehen wir meistens bakterielle Aktivitäten im Sofortblut. Einen konkreten Nachweis, dass es sich dabei um Borrelien handelt, können wir logischerweise nicht führen. (Die Medizin übrigens auch nicht!) Ich kann hier auch die Meinung der Kollegen nicht bestätigen, die sagen, sie würden typische Borrelien (Spirochäten) im Blut der Betroffenen sehen. Tatsache ist, dass die Borrelien sehr verwandlungsfähig sind und ihre Gestalt je nach Situation verändern können (⇨ Literatur: „Die verschwiegene Epidemie“).

Für mich hat das aber keine besondere Bedeutung. Wichtig ist mir: Sehe ich sofort Bakterien oder erst nach Stunden? Befindet sich der Patient im Akutzustand oder haben wir es mit einer chronischen Borreliose, evtl. sogar mit einer Neuroborreliose zu tun? Daraus resultiert dann auch die erforderliche Behandlungsstrategie. Dazu einige Bilder:

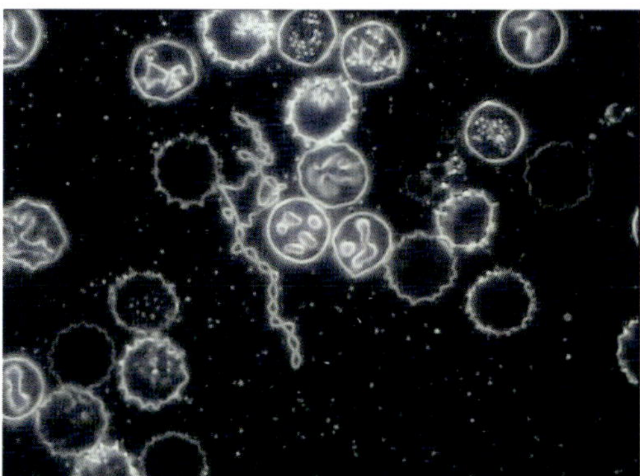

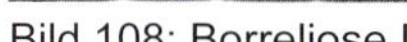

Bild 108: Borreliose I

Borreliose I:
(sofort nach der Blutabnahme)

Borrelien (Spirochätenform?), akutes Krankheitsgeschehen, Endobiose.

(Die Patientin hatte nach 10 Jahren Antibiotikabehandlung der Borreliose einen akuten Schub!)

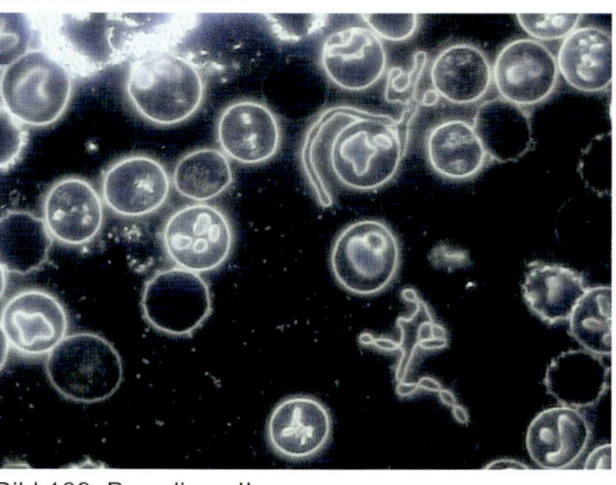

Bild 109: Borreliose II

Borreliose II:
(nach 6 Stunden)

deutliche bakterielle Aktivität (Akutphase)

Ich habe im Verlauf vieler Jahre zahlreiche Borreliose-Patienten gesehen. In den allermeisten Fällen fanden sich keine „typischen“ Borrelien, sondern eine Vielzahl unterschiedlichster Bakterienarten.

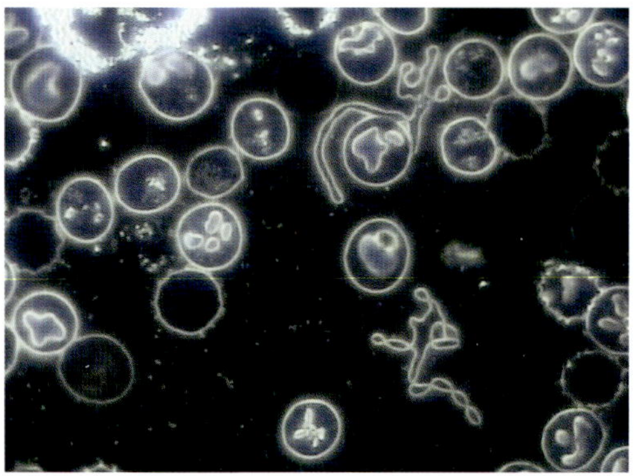

Bild 110: Borreliose III

Borreliose III:
(nach 12 Stunden)

gleiches Bild, praktisch unverändert, nach wie vor deutliche bakterielle Aktivität (Akutphase)

Hinweis darauf, dass die Bakterien nicht ohne weiteres bereit sind, den Schauplatz zu räumen. Hartnäckiges Geschehen = langfristige Therapie. Das kann dann durchaus auch mal ein Jahr lang dauern.

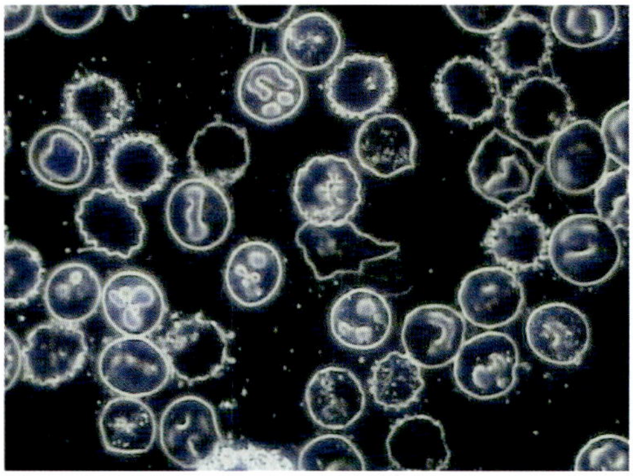

Bild 111: Borreliose IV

Borreliose IV:
(nach 24 Stunden)

immer noch starke Endobiose mit deutlich erkennbaren Bakterien in den Erythrozyten.

Hinweis darauf, dass das Geschehen trotz freier Bakterien (Akutphase) weit im Hintergrund verankert ist (chronische Borreliose).

Eintrocknungsformen und Fortsätze

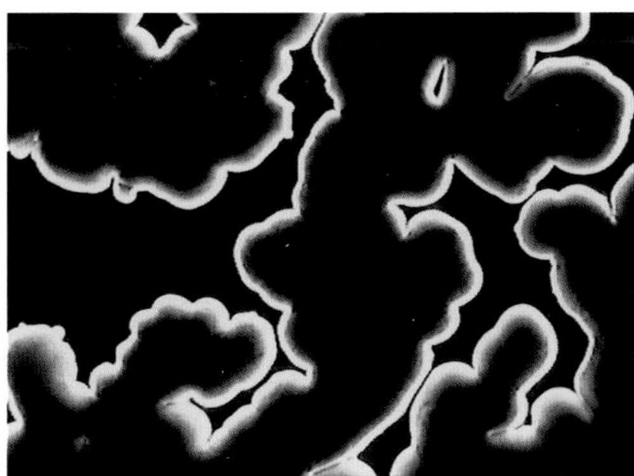

Bild 112: Darmformen I

Darmformen I:

Darmformen sind Eintrocknungsformen, die ich als Darmbelastung interpretiere, genauer gesagt: als Dysbiose der Darmflora.

Gelegentlich tauchen solche Formen schon im Sofortblutbild auf, z.B. als Ränder von Luftblasen, meistens aber erst nach Stunden.

Nach der Signaturenlehre haben alle Dinge mit ähnlicher Form auch von der Bedeutung her etwas miteinander zu tun, also z.B. eine Walnusshälfte mit dem menschlichen Gehirn. Die hier abgebildeten Eintrocknungsformen zeigen in diesem Sinne deutlich erkennbare darmähnliche Konturen, wobei es mir weniger um die Darmfunktion an sich, sondern vielmehr um die Bedeutung der Darmflora geht.

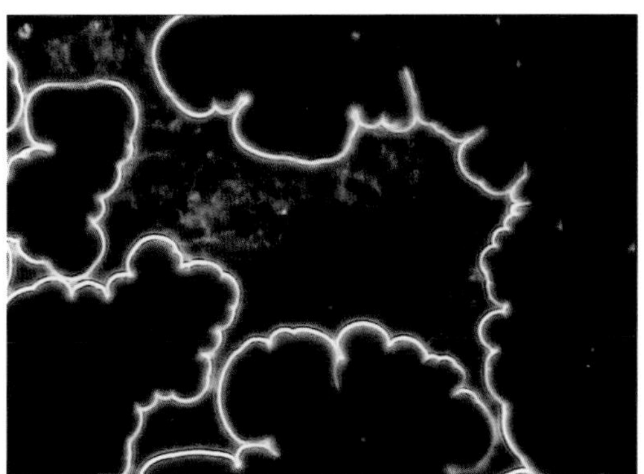

Bild 113: Darmformen II

Darmformen II:

Das Bild zeigt weitere Darmformen.

Interessant ist in diesem Zusammenhang, dass die von mir als „Darmrollen" bezeichneten Erythrozytenformationen beim Eintrocknen regelmäßig solche Konturen hinterlassen, was für mich damit auch das Phänomen „Darmrollen" bestätigt.

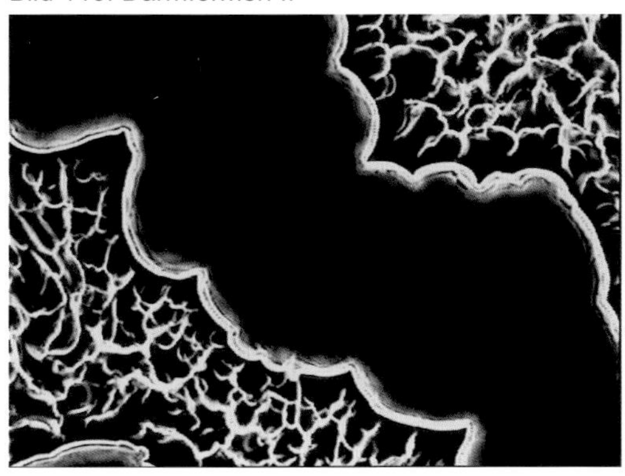

Bild 114: Darmformen III

Darmformen III:

Weitere Darmform mit noch erkennbaren netzartigen Strukturen im zerfallenden Blutbild nach ca. 24 Stunden.

Dendroide und Chondrit-Fortsätze

Bei einer Langzeitbeobachtung des Blutes nach 6, 12 und 24 Stunden sieht man oft, dass sich Fortsätze aus den Erythrozyten bilden. Dazu im Einzelnen:

Nach Prof. Enderlein sind alle Fortsätze aus Erythrozyten, also dendroide Fortsätze, Chondritfortsätze und Bakterienauswüchse usw. als starke endobiontische Belastung und hochpathogen im Sinne kanzeröser Erkrankungen zu bewerten.

Wie schon an anderer Stelle betont, teile ich diese Meinung inzwischen nicht mehr. Ich muss inzwischen vieles revidieren, was ich in meinem ersten Buch 2004 geschrieben habe. Ich denke heute, man muss alles im Gesamtzusammenhang sehen. So erlebe ich Patienten mit den vielfältigsten Störungen im Dunkelfeld, einschließlich der hier genannten, denen es relativ gut geht. Andererseits sehe ich dann wieder andere mit vermeintlich geringen Störungen in einem relativ schlechten Gesundheitszutand.

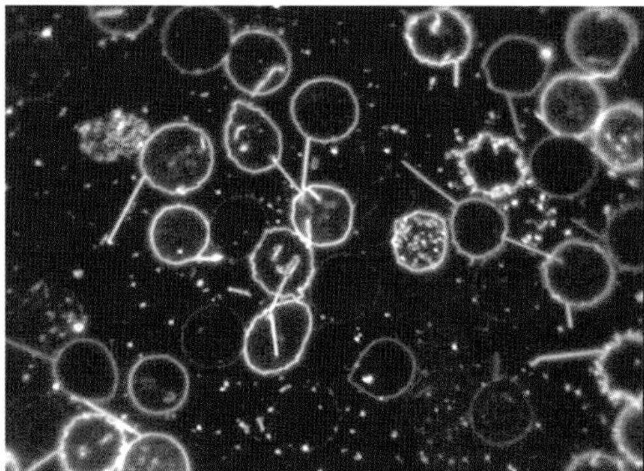

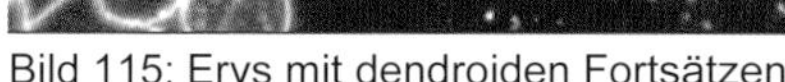

Bild 115: Erys mit dendroiden Fortsätzen

Dendroide Fortsätze:

Dendroide Fortsätze aus Erythrozyten in der Eintrocknungsphase

Dendroide Fortsätze sind schnurgerade, dünne, unbewegliche Linien. Sie sind die am wenigsten pathogene Form der verschiedenen Fortsätze und heute nur noch relativ selten zu sehen.

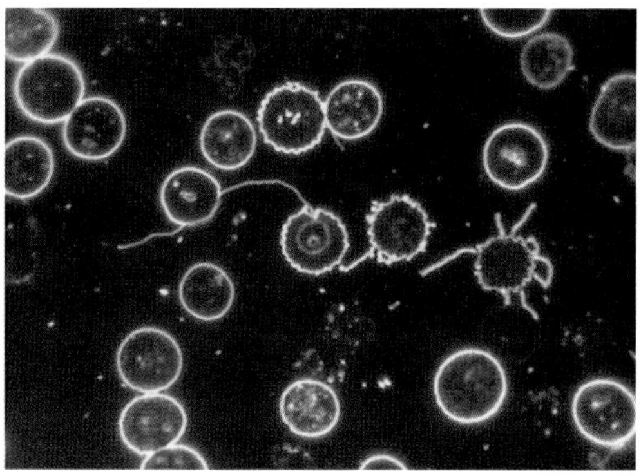

Bild 116: Erys mit Chondritfortsätzen

Chondritfortsätze:

Chondritfortsätze aus Erythrozyten in der Eintrocknungsphase.

Chondritfortsätze sind dünn, kompakt, sehr beweglich und haben am freien Ende ein Symprotitköpfchen. Sie sind von der Pathogenität her etwas höher einzuschätzen als dendroide Fortsätze.

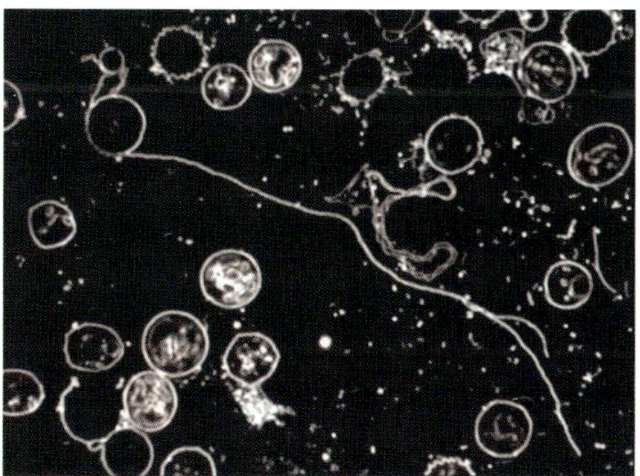

Bild 117: Endobiose und Fortsätze I

Endobiose und div. Fortsätze I:
endobiontisch belastete Erythrozyten in der Eintrocknungsphase mit unterschiedlichen Fortsätzen.

Bakterienformen aus Erythrozyten

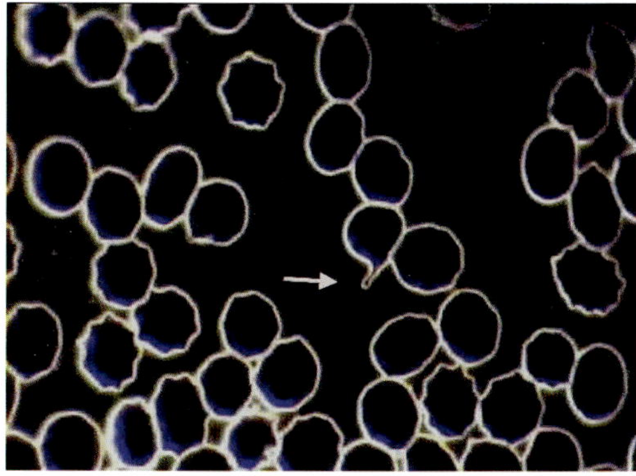

Bild 118: Bakterienformen I

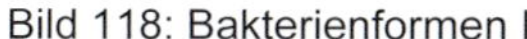

Stadium I:

Am Rand von ursprünglich normal geformten Erythrozyten zeigt sich nach 1-2 Stunden eine „Nase", manchmal auch mehrere.

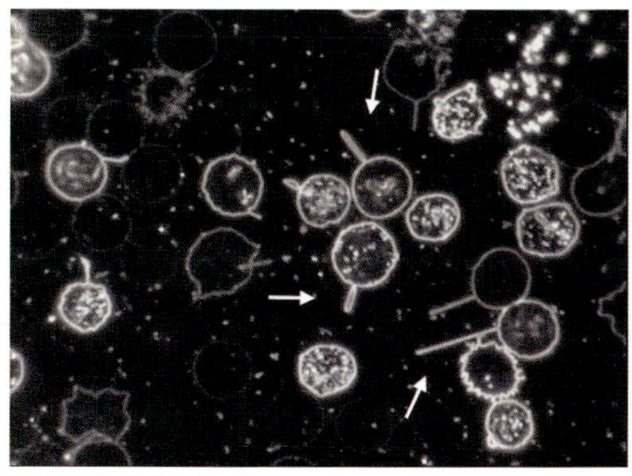

Bild 119: Bakterienformen II

Stadium II:

Die „Nase" (Bildmitte) verlängert sich im Laufe von einigen Stunden immer mehr und wird zu einem Schlauch. Im Gegensatz zu dendroiden Fortsätzen und Chondriten sieht man dabei eine dunkle Fläche mit weißem Rand, oft auch schon die Unterteilung der einzelnen Bakterienzellen.

Oben rechts: Reste eines aufgelösten Granulozyten. Unten rechts: dendroide Fortsätze.

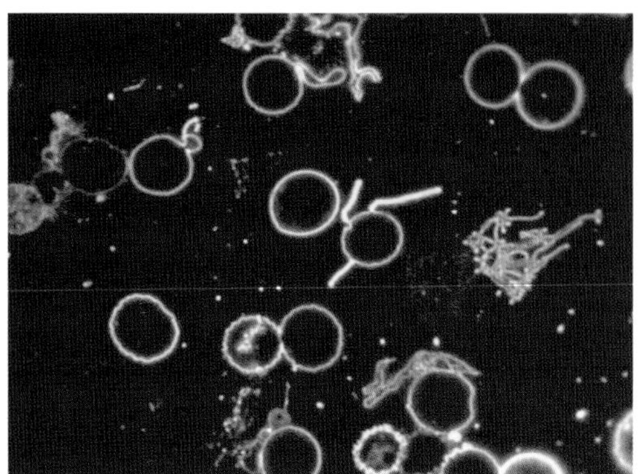

Bild 120: Bakterienformen III

Stadium III:

weiteres Bild mit Bakterienauswüchsen und unterschiedlichen Bakterienformen (Bildmitte oben, rechts und unten).

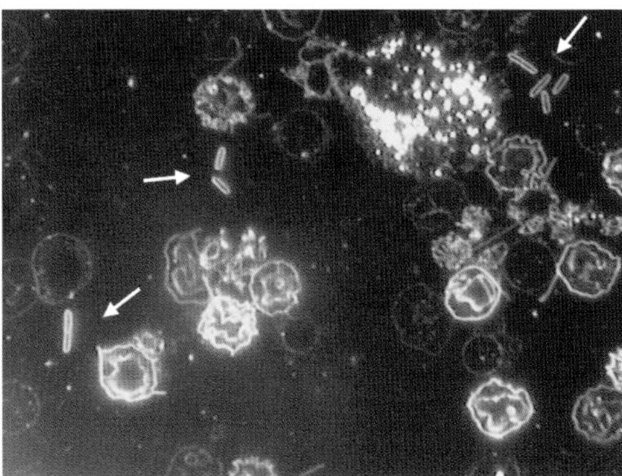

Bild 121: Bakterienformen IV

Stadium IV:

Die Schläuche lösen sich irgendwann von den Erythrozyten und es entstehen frei bewegliche Kokken oder Bakterienstäbchen.

Am linken Bildrand ein deutlich erkennbares 2er-Stäbchen.

Oben Mitte: völlig zerfallener Granulozyt.

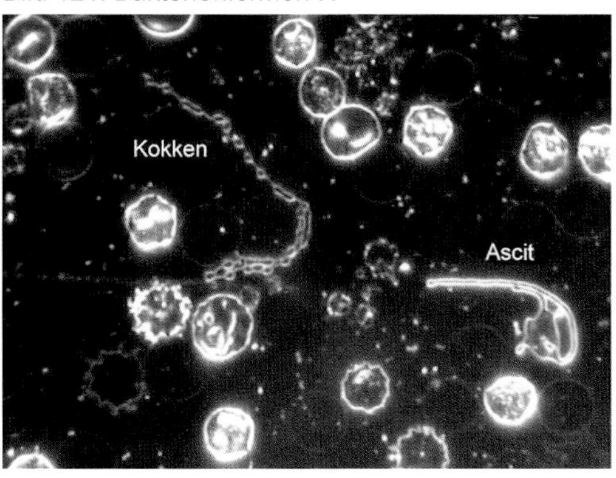

Bild 122: Bakterienformen V

Stadium V:

ausgeprägte Kokken- und Stäbchenform (Ascit) aus einem fast gänzlich „aufgezehrten“ Erythrozyten. Starke Endobiose.

Hier noch einige weitere Bilder aus der faszinierenden Welt der Bakterien:

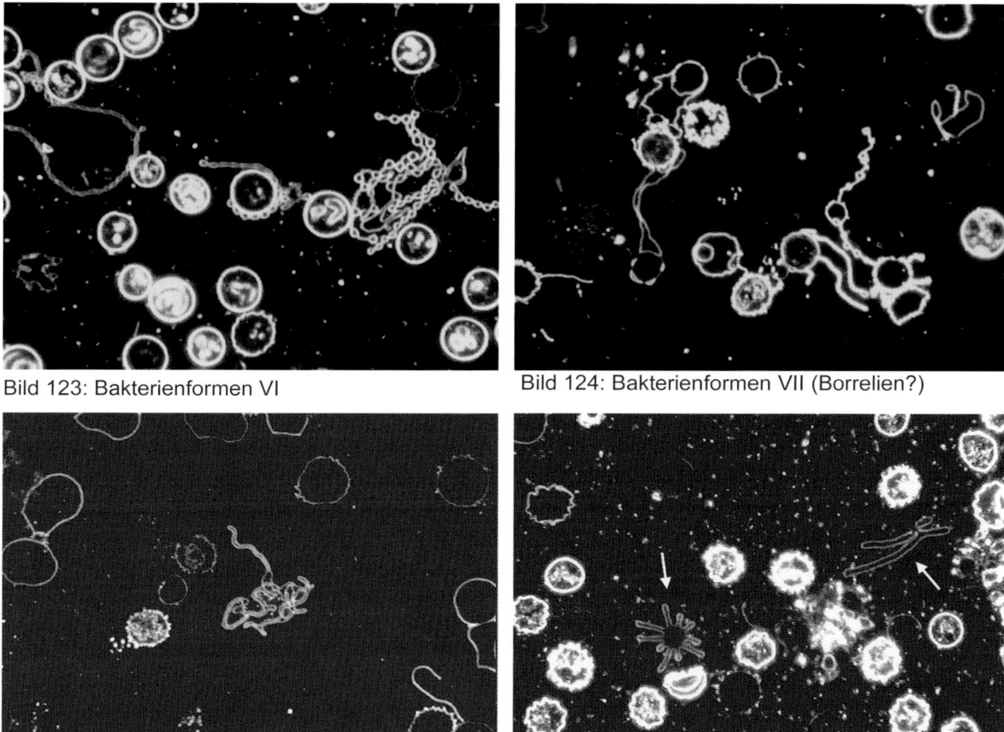

Bild 123: Bakterienformen VI

Bild 124: Bakterienformen VII (Borrelien?)

Bild 125: Bakterienformen VIII

Bild 126: Bakterienformen IX (Medusa links)

Bakterienformen aus Granulozyten

Die folgenden Bilder zeigen einige sehr schöne Beispiele von Bakterienfortsätzen aus Granulozyten. Diese sieht man deutlich seltener im Dunkelfeld als Fortsätze aus Erys. Die Interpretation entspricht im Wesentlichen der von Bakterienfortsätzen aus Erythrozyten. Für mich sind derartige Bilder aber als noch pathogener zu bewerten.

Die Tatsache, dass von uns als vermeintliche Krankheitserreger definierte Bakterien - was für mich oft mehr als zweifelhaft ist - in der Lage sind, sich in den Organen zu verstecken, die sie eigentlich abwehren sollten, ist mit unserem schulmedizinischen Wissen kaum zu verstehen. Es bleibt in jedem Fall die Frage, über welche Möglichkeiten der Tarnung die Bakterien verfügen, um zu verhindern, dass die Körperabwehr sie attackiert. Lesen Sie dazu das Buch von Birgit Jürschik-Busbach „Die verschwiegene Epidemie“ zum Thema Borreliose. Sie werden es nicht für möglich halten, wozu Bakterien zu ihrem eigenen Schutz in der Lage sind!

Solche Bilder sind andererseits aber auch ein deutlicher Hinweis auf eine vorhandene Abwehrschwäche und fehlende Energie. Damit sind langfristig zwei Voraussetzungen für die Entwicklung einer Krebserkrankung gegeben.

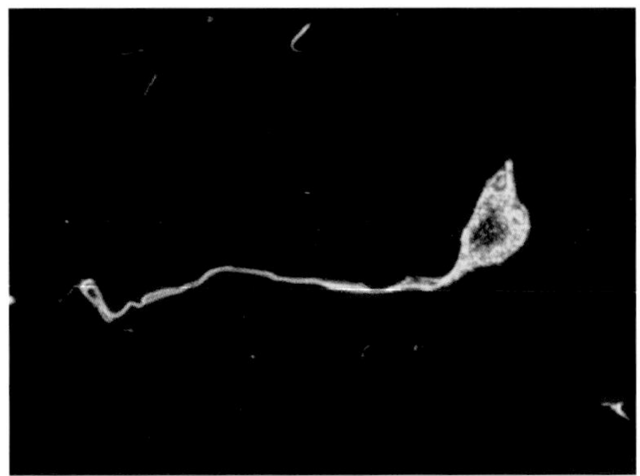

Bild 127: Bakterienformen X

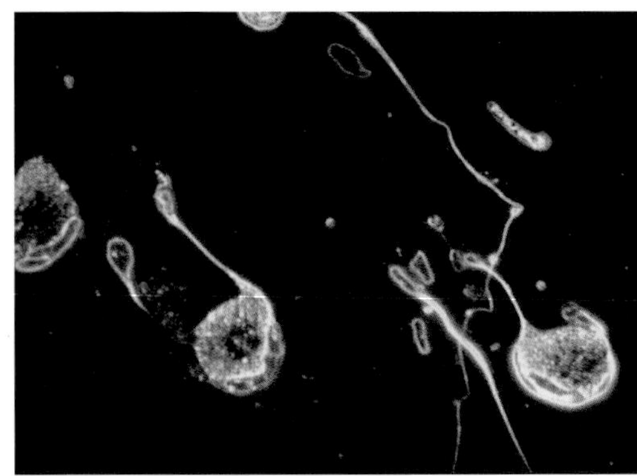

Bild 128: Bakterienformen XI

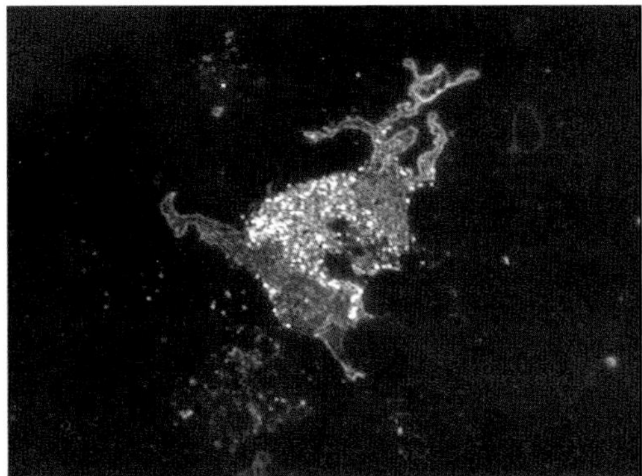

Bild 129: Bakterienformen XII

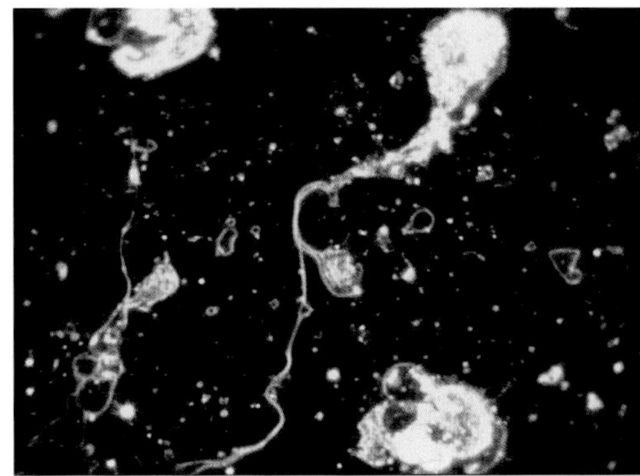

Bild 130: Bakterienformen XIII

Bakterienformen aus Thrombozyten

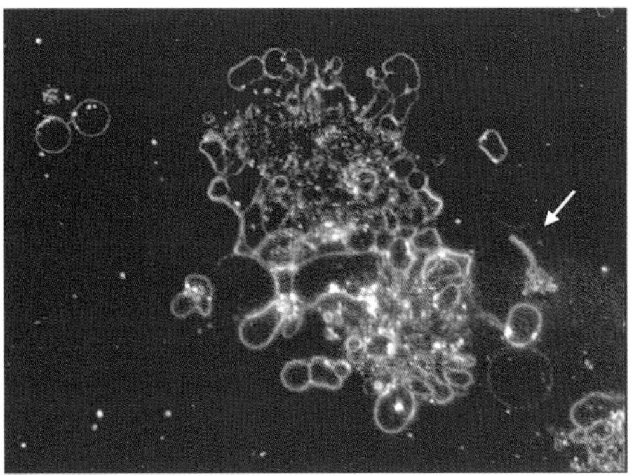

Bild 131: Bakterien XIV

Die hier gezeigten Bilder 131 bis 133 stammen von einer Patientin (29 J.), die an einer Thrombozytose (2,5 Mill. Thrombozyten/mm^3) leidet.

Sie werden derartige Bilder in der Praxis nur sehr selten zu sehen bekommen. Ich hatte in mehr als 20 Jahren nur ins-gesamt drei Patienten, die solche Phänomene präsentierten.

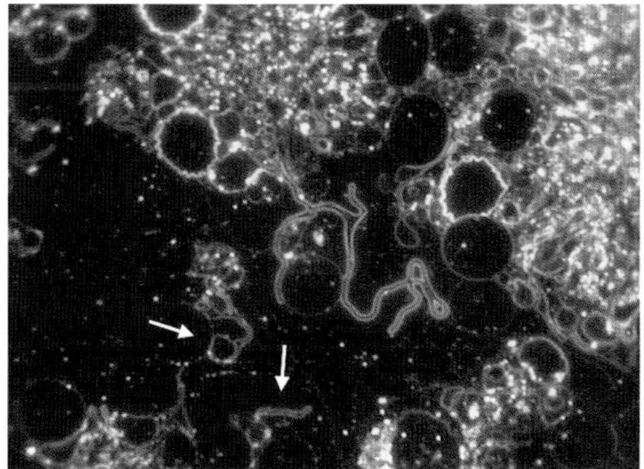

Bild 132: Bakterienformen XV

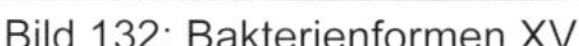

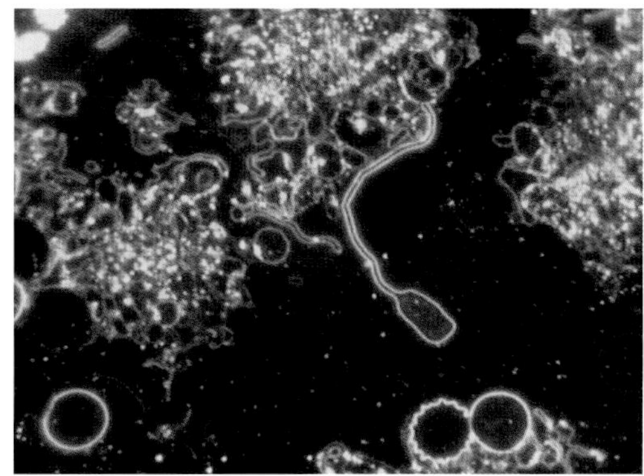

Bild 133: Bakterienformen XVI

Seltsame Formen beim Zerfall des Blutes:

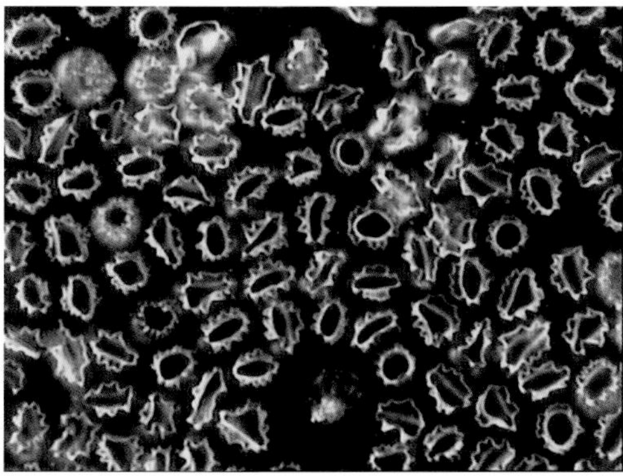

Bild 134: Endobiose VI

Trotz intensiver Recherchen habe ich für Bilder dieser Art, die immer wieder mal auftauchen, bis zur Stunde keine plausible Erklärung.

Für sachdienliche Hinweise wäre ich dankbar.

Artefakte - Verunreinigungen im Dunkelfeld

Ich habe schon bei der Reinigung der Objektträger und der Deckgläser darauf hingewiesen, dass dabei mit äußerster Sorgfalt vorzugehen ist. Es muss im Interesse des Patienten grundsätzlich alles vermieden werden, was zu Fehlinterpretationen führen könnte. Sie können es nicht verantworten zu behaupten, das jeweilige Bild würde das oder jenes aussagen, in Wirklichkeit handelt es sich dabei aber nur um Artefakte unterschiedlichster Art. Hier einige Beispiele aus der täglichen Praxis:

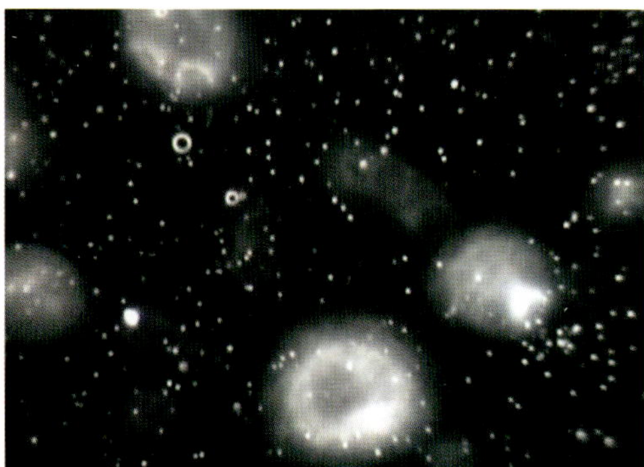

Bild 135: Artefakte I

Zahlreiche starre weiße Punkte sind in der Regel kleine, eingetrocknete Wassertröpfchen auf dem Objektträger. Sie können das leicht überprüfen, indem Sie einfach die Feinjustierung Ihres Mikroskops etwas hin und her drehen. Diese Tropfen befinden sich auf einer anderen Ebene als die Blutprobe.

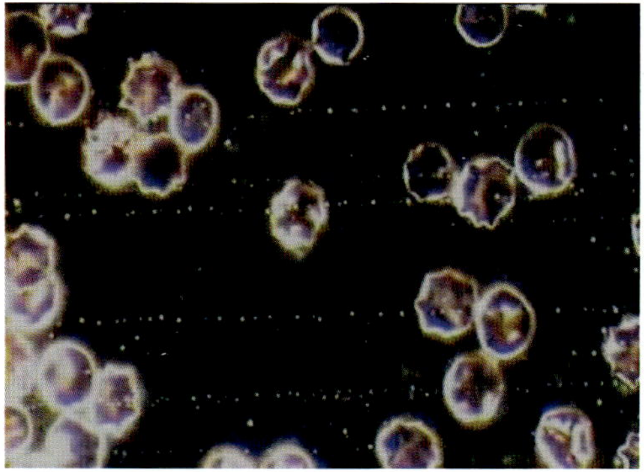

Bild 136: Artefakte II

Eingetrocknete Wassertröpfchen, die in einer geraden Linie angeordnet sind, sind Wischspuren Ihrer Reinigungsbemühungen.

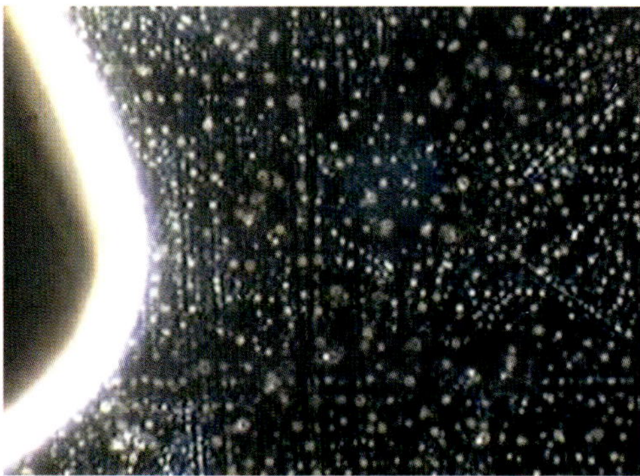

Bild 137: Artefakte III

Zahllose eingetrocknete Tröpfchen und Wischspuren. Ein solches Bild bekommen Sie z.B. auch, wenn Sie den Objektträger mit Alkohol reinigen.

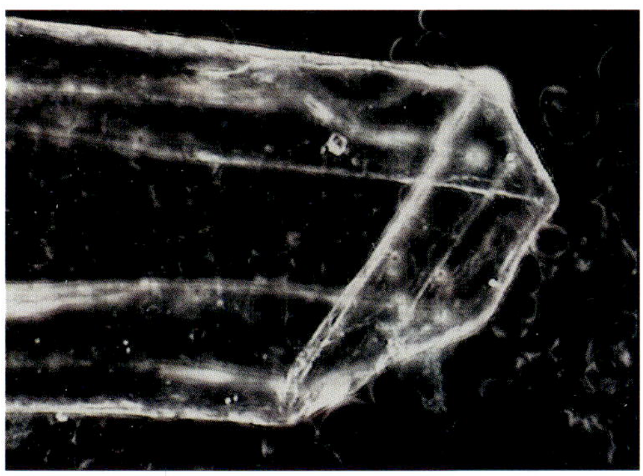
Bild 138: Artefakte IV

Derartig eindrucksvolle Bilder, die oft über mehrere Bildausschnitte gehen, sind nichts anderes als Fussel von einem Tuch oder einem Zellstofftupfer.

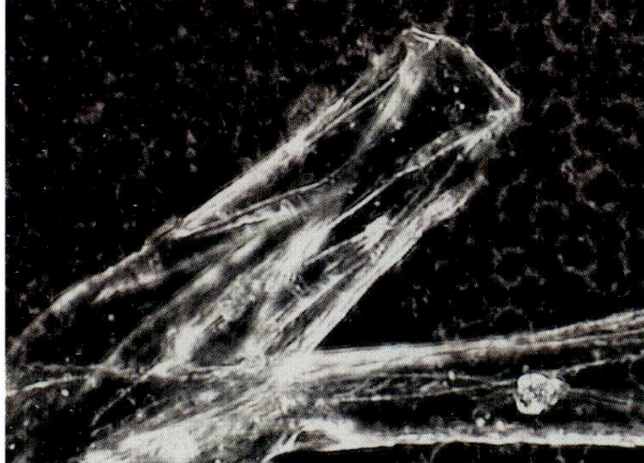
Bild 139: Artefakte V

Ein weiterer Teil des Fussels vom vorherigen Bild. Typisch sind die Umschlagsfalten.

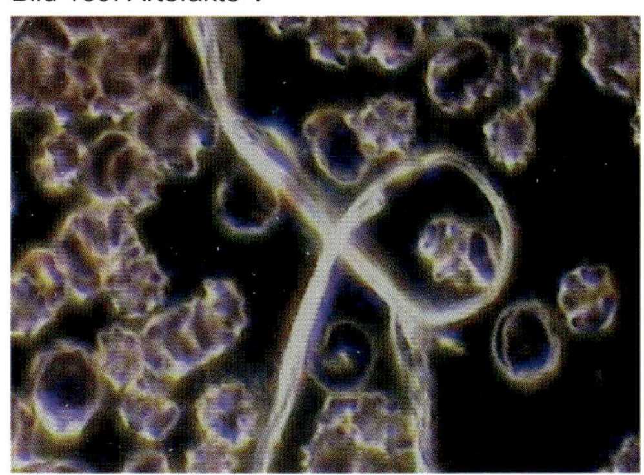
Bild 140: Artefakte VI

Hier ein etwas größerer Bildausschnitt eines Baumwoll- oder Zellstoff-Fussels.

Therapeutische Schlußfolgerungen

Das vorliegende Buch ist kein Therapiebuch. Trotzdem möchte ich aus meiner langjährigen Erfahrung einige Empfehlungen geben, die man bei der Umsetzung dessen, was man im Dunkelfeld sieht, berücksichtigen sollte.

Alle Phänomene in einer Dunkelfelduntersuchung sind natürlich nicht nur einzeln, sondern in der Gesamtheit zu sehen. Oft sehen Sie schon in einem einzigen Bild eine Vielzahl von Problemen, also z.B. Geldrollen, Darmrollen, Leberprobleme, Cholesterinprobleme, Energie- (Sauerstoff-) Defizite, Harnsäurekristalle usw. Die kombinierte Interpretation aller Phänomene sollte dann irgendwie die Gesamtbelastung des Patienten ergeben. Dazu gehört oft weniger Wissen, also auch nicht der schulmedizinische Hintergrund, sondern vielmehr Phantasie und Intuition. In nicht seltenen Fällen steht uns, vor allem aber der Schulmedizin, das Wissen mehr im Wege als es uns weiterhilft.

Ein für mich ausschlaggebender Punkt ist die Priorität der Phänomene, bzw. der therapeutisch erforderlichen Maßnahmen. Die häufigsten Therapieschwerpunkte in der täglichen Praxis sind erfahrungsgemäß die Behandlung von:

- Milieu- und Darmstörungen
- Leber-Gallenproblemen
- Entzündungen und Infektionen
- Autoimmunerkrankungen (Morbus Crohn, Mb Hashimoto u.a.)
- Energieproblemen, CFS, Leistungsschwäche
- Rheumatischen Beschwerden

Dazu im Einzelnen:

Liegt eine offensichtliche Entzündung oder Infektion (meist durch Bakterien, Viren oder Pilze verursacht) vor, also ein akutes Geschehen, ist das generell zuerst zu behandeln. Es handelt sich gewissermaßen um eine Superinfektion auf der Basis der pathogenen Entwicklung der Endobiose. Mit dem Verschwinden der Entzündungssymptome ist die Arbeit daher nicht erledigt. Erst die Behandlung der Endobiose ist letzten Endes der entscheidende Behandlungsschritt.

Es sind also immer zwei Behandlungsschritte zu beachten:

1. Die Behandlung der Superinfektion
2. Die Behandlung der Endobiose

Falls nicht klar ist, woher die im Dunkelfeld sichtbaren Entzündungsphänomene kommen, was relativ oft der Fall ist, veranlasse ich den Patienten, zur Abklärung einen Provokationstest mit SANUM Polysan D und Dx durchzuführen.

Bei erkennbaren Milieustörungen ohne Entzündungsfaktoren hat für mich die Milieusanierung absolute Priorität. Wenn das Milieu und die Regulation gestört sind, wird sich der Organismus kaum auf therapeutische Bemühungen irgendwelcher Art einlassen. Das sind dann typischerweise die Patienten, die meinen, sie hätten schon alles probiert, aber nichts hätte geholfen. Auch wenn man nicht weiß, wo man vor lauter Problemen überhaupt anfangen soll, ist die Milieutherapie immer der richtige Weg. (⇨ G. Weigel, „Praxisleitfaden SANUM-Therapie nach Prof. Enderlein“).

Ein weiterer Schwerpunkt kann aber z.B. auch die Therapie einer starken Leberbelastung sein. Die Leber ist an sehr vielen Prozessen im Körper beteiligt, wenn auch meistens nur sekundär. Die Patienten sind vielleicht nur ständig müde und haben wenig Energie oder vielleicht Augenprobleme mit plötzlich nachlassender Sehfähigkeit. Manchmal weisen in solchen Situationen dann alle durchgeführten Untersuchungen (Dunkelfeld, Schwermetalltest, Amalgamtest usw.) auf eine Leberproblematik hin.

Dazu ein hoch interessanter Fall aus einem meiner letzten Dunkelfeldseminare: Das Blut einer Teilnehmerin war auf den ersten Blick auffallend schön und ohne nennenswerte, erkennbare Probleme, außer einer massiven Leberbelastung. Auf Befragung sagte die Frau, sie hätte keine Leberprobleme, die ihr bewusst wären, also keine Probleme mit fetter, gebackener Nahrung, Alkohol usw. Wir rätselten so eine ganze Weile herum, bis ihr Mann plötzlich sagte, sie wäre Zahnärztin und hätte vor wenigen Tagen eine Hepatitis-Impfung bekommen! Damit war das Problem klar: Hepatitis-Impfungen sind an sich schon sehr umstritten. In diesem Fall resultierte daraus - vorsichtig ausgedrückt - eine deutliche Belastung der Leber.

Die Behandlung konzentriert sich dementsprechend auch auf die Leber, d.h. auf Bemühungen, die durch die Impfung verursachten Schäden zu beseitigen. Da sich während der 24-Stunden-Beobachtung auch noch ausgeprägte Chondritfortsätze und Bakterien zeigten, kann man u. U. von einem präkanzerösen Geschehen ausgehen. Dazu Frau Dr. med. Maria-M. Bleker: „Leber- und Gallenschäden sind die steten Folgen von Quecksilber bzw. anderen Schwermetallen und nur gelegentlich von Krebs. Allerdings hat Quecksilber oft genug auch noch Krebs zur Folge." Die Verwendung von Amalgam in der zahnärztlichen Praxis ist mit Sicherheit nicht nur ein Problem für die Patienten, sondern in erster Linie auch für die Zahnärzte selbst!

Nicht zuletzt kann der Therapieschwerpunkt auch in einem rheumatischen Geschehen zu finden sein. Dabei sollte der Begriff Rheuma ganz weit gefasst werden: Unter Rheuma verstehen wir hier nicht nur eine klassische Polyarthritis, sondern alles, was die Beweglichkeit beeinträchtigt und dabei Schmerzen verursacht, unabhängig davon, ob Rheumafaktoren nachgewiesen werden können oder nicht. Neben den Standardabklärungen von Blutgruppe, Ernährung (Fleisch als säurebildendem Hauptfaktor!) ist dabei meiner Meinung nach immer auch das Milieu (Darmsituation) abzuklären und dann auch zuerst zu behandeln. Dazu auch noch ein Zitat von Enderlein: „Rheumatismus stellt eben in Wirklichkeit eines der hauptsächlichen Symptome der beginnenden Erkrankung für den Endobiosis-Komplex dar."

<u>Zusammenfassung:</u> Versuchen Sie, mit der Dunkelfeldmikroskopie und eventuellen ergänzenden Analysen herauszufinden, wo das Kardinalproblem des Patienten liegt. Ich frage den Patienten nach der Erstuntersuchung auch generell, weshalb er die Praxis aufgesucht hat. Erstaunlicherweise schildert er dann oft nur relativ kleine, aber störende Symptome und nicht die wirklich gravierenden Störungen.

Die Frage an den Patienten nach dem Problem, welches ihn am meisten beschäftigt, hilft daher oft nicht weiter. Eine seit 25 Jahren bestehende chronische Sinusitis oder ein Zahnwurzelgranulom an einem toten Zahn sind für den Patienten meist kein aktuelles Problem, können Ihnen aber jede noch so gute Therapie unter Umständen komplett blockieren.

Behandeln Sie keinerlei Symptome, sondern die dahinter stehenden Ursachen!

Die Dunkelfeldmikroskopie als Kontrollinstrument

Wie schon an anderer Stelle beschrieben, ist die Dunkelfeldmikroskopie für mich bei einem neuen Patienten d i e universelle Methode, um eine umfassende Information über die gesundheitliche Gesamtsituation des Patienten zu bekommen. Wie von mir in diesem Buch immer wieder beschrieben, geht es dabei im Wesentlichen um die endobiontische Belastung als Hintergrund oder Basis der Gesundheit. Das Dunkelfeld bietet uns aber auch die Möglichkeit, den Erfolg unserer durchgeführten therapeutischen Maßnahmen zu kontrollieren.

In den letzten Jahren werden wir in der Praxis zunehmend auch von Krebspatienten aufgesucht, die mit dem, was ihnen von der Schulmedizin angeboten wird, nicht mehr einverstanden sind. Manche gelten als *„austherapiert"*, was einem Todesurteil gleichkommt. Andere wieder kommen irgendwann zu der Feststellung, dass endlose Chemotherapie auch keine Lösung sein kann. Ich denke in diesem Zusammenhang an einen 40-jährigen französischen Patienten, der nach unzähligen Chemotherapie-Serien jetzt innerhalb von drei Jahren drei verschiedene Arten von Krebs durchgemacht hat. Wir waren uns eigentlich darüber im Klaren, dass jede weitere Chemotherapie für ihn lebensbedrohlich werden würde. Er unterzog sich dann aber doch einer weiteren Chemotherapie und ist danach verstorben!

Wir arbeiten mit diesen Patienten genauso wie wir es sonst auch immer tun, in erster Linie also mit Milieutherapie. Nach Enderlein ist Krebs nichts Anderes als eine hochpathogene Entwicklungsstufe im Rahmen der Endobiose und dahinter steht nun eben mal mit allen Konsequenzen das gestörte Milieu! Wir haben mit dieser Vorgehensweise auch teilweise recht beachtliche Erfolge.

Das Bemerkenswerte daran ist aber, dass wir mit der Dunkelfeldmikroskopie in der Lage sind, den tatsächlichen Zustand des Krebspatienten, d.h. seine Situation innerhalb der Endobiose weitgehend exakt zu beurteilen und zu überwachen. Hier taucht dann immer wieder die Frage auf, in wieweit die schulmedizinischen Möglichkeiten der Krebs-Vor- und Nachsorge etwas Vergleichbares zu leisten vermögen. Ich maße mir nicht an, in diesem Punkt eine Entscheidung für den Patienten treffen zu wollen. Ich stehe aber auf dem Standpunkt, dass die Dunkelfeldmikroskopie oft zuverlässiger ist als bestimmte Arten der allgemein üblichen Untersuchungen. Und sie ist zu allem auch unschädlich, was man von schulmedizinischen Methoden oft nicht sagen kann! Wenn Sie im Dunkelfeld schwerwiegende Belastungen erkennen können, die unter Umständen auch ein Hinweis auf eine beginnende Krebserkrankung sein könnten, sollten Sie im Rahmen Ihrer Sorgfaltspflicht eine weitere Abklärung veranlassen. Eine Abklärung ist noch keine Entscheidung für oder gegen eine eventuelle Therapie.

Unsere Krebspatienten kommen alle drei Monate zu uns zur Kontrolle und wir können sehr genau erkennen, wie sich die Situation verändert hat. Eine derartige Kontrolle ist natürlich nicht nur bei Krebskranken sinnvoll, sondern bei allen, die an einer regelmäßigen Überwachung ihrer Gesundheit interessiert sind. Wenn keine schwerwiegenden Erkrankungen vorliegen, genügt es, das ein- oder zweimal jährlich zu machen.

Nachwort

Wenn Sie bisher kein Dunkelfeldmikroskop besitzen, hoffe ich, dass es mir mit diesem Buch gelungen ist, Ihr Interesse zu wecken, Ihnen Mut zu machen und Ihre Entscheidung positiv zu beeinflussen. Zögern Sie nicht länger, Sie werden es nicht bereuen.

Wenn Sie dagegen schon seit einiger Zeit ein Mikroskop besitzen, aber noch unsicher in der Interpretation der vielfältigen Phänomene sind, würde ich mich freuen, wenn es mir gelungen wäre, Ihnen die eine oder andere Frage zu beantworten und damit etwas mehr Sicherheit in der täglichen Arbeit mit der Dunkelfeldmikroskopie zu vermitteln.

Und nicht zuletzt wäre ich froh, alle Kollegen, die schon „große Meister" am Mikroskop sind (oder zu sein glauben), angeregt zu haben, dieses oder jenes Phänomen einmal aus einer anderen Sicht zu sehen. Ich selbst wäre natürlich genau so dankbar für den einen oder anderen Hinweis. Es gibt in der Dunkelfeldmikroskopie noch genügend offene Fragen. Auch wenn Sie anderer Meinung sein sollten oder Ergänzungen für sinnvoll und notwendig halten, sagen Sie es mir bitte. Die Diskussion unterschiedlicher Standpunkte kann uns alle gemeinsam nur weiterbringen.

Das vorliegende Buch repräsentiert in Verbindung mit meinem Buch zur SANUM-Therapie gewissermaßen mein Lebenswerk, das Produkt von mehr als 25 Jahren faszinierender und befriedigender Praxisarbeit und Lehrtätigkeit mit Dunkelfeld und SANUM-Therapie, mit unendlich vielen wertvollen Kontakten zu Patienten und Seminarteilnehmern. Das alles bedeutet mir sehr viel und ich möchte es keinen Tag missen. Ich hoffe, dass es mir vergönnt ist, noch viele Jahre in diesem Sinne tätig zu sein. Und ich freue mich über jeden Tag, an dem ich etwas von dem weitergeben kann, was mich über all die Jahre motiviert und fasziniert hat. Ich bin dankbar dafür, dass ich das erleben darf.

Ich würde mich sehr freuen, wenn ich Ihnen mit dem vorliegenden Buch etwas von meiner Begeisterung vermitteln konnte und wünsche Ihnen eine erfolgreiche tägliche Arbeit mit dem Dunkelfeldmikroskop. Tauchen Sie ein in die faszinierende Welt der Dunkelfeldmikroskopie.

Der Autor

Stichwortverzeichnis

Quellenverzeichnis

Prof. Dr. Günther Enderlein „AKMON 1-3“
Semmelweis-Verlag, Hoya

Franz Arnoul / Cornelia Schwerdtle
„Einführung in die Dunkelfelddiagnostik“
Semmelweis-Verlag, Hoya
ISBN 978-3-925524-02-08

Dr. med. Maria-M. Bleker
„Blutuntersuchung im Dunkelfeld"
Semmelweis-Verlag, Hoya
ISBN 978-3-925524-01-0

DVD ISBN 978-3-925524-52-3
Video ISBN 978-3-925524-16-5

Peter Linhart
„Die unsichtbare Macht des Endobionten“
Semmelweis-Verlag, Hoya
ISBN 978-3-925524-09-7

Jörg Rinne
"Dunkelfeld-Blutdiagnostik"
IG-DF Neu-Isenburg

Mag. Christopher Gerner
„Biochemische Analyse endobiontischer Strukturen aus dem menschlichen Blut“
vergriffen

Literatur und Hilfsmittel für die Praxis

Prof. Dr. Günther Enderlein
„AKMON 1955/1, 1957/2, 1959/3“
Ibica-Verlag (über Semmelweis-Verlag)

Dr. Wilhelm von Brehmer
„Siphonospora polymorpha v. Br.“ 1947
Linck-Verlag (über Semmelweis-Verlag, Hoya)

Dr. med. Maria-M. Bleker
„Blutuntersuchung im Dunkelfeld"
Semmelweis-Verlag, Hoya
ISBN 978-3-925524-01-0

DVD ISBN 978-3-925524-52-3
Video ISBN 978-3-925524-16-5

Peter Linhart
„Die unsichtbare Macht des Endobionten“
Semmelweis-Verlag, Hoya
ISBN 978-3-925524-09-7

Franz Arnoul / Cornelia Schwerdtle
„Einführung in die Dunkelfelddiagnostik“
Semmelweis-Verlag, Hoya
ISBN 978-3-925524-02-9

Günter Weigel
„Praxisleitfaden SANUM-Therapie nach Prof. Enderlein“
Semmelweis-Verlag, Hoya
ISBN 978-3-925524-11-0

Dr. Peter J. D'Adamo mit Catherine Whitney
„4 Blutgruppen - Vier Strategien für ein gesundes Leben"
Verlag Piper
ISBN 3-492-04118-3

Birgit Jürschik-Busbach
„Die verschwiegene Epidemie - Borreliose - Hilflose Patienten, ratlose Ärzte“
9 Leben Verlag
ISBN 978-3-981-41050-1

IG-DF Interessengemeinschaft für Dunkelfeld- u. Blutdiagnostik
Poster „Entwicklungsgang von Mucor racemosus und Aspergillus niger (⇨ S: 113)

Die biologische Diagnose und Therapie nach Enderlein

Vitalblutdiagnose

nach Prof. Dr. Enderlein

(Dunkelfeldblutdiagnose)

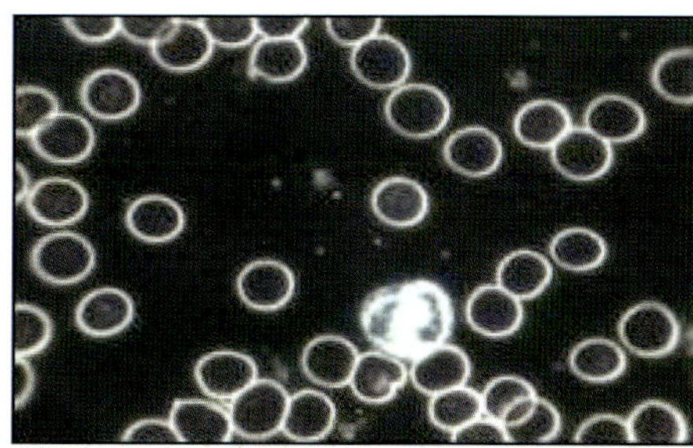

Relativ gesundes Blutbild: Erythrozyten, einem Leukozyt und einigen Thrombozyten

IG-DF Die Interessengemeinschaft für Dunkelfeldblutdiagnostik

Patienteninfo (⇨ S: 102)IG-DF Patienteninfo DIN A5

Spezifische Beurteilung der Blutqualität

Die roten Blutzellen:		
normal, [illegible] gut sichtbar	Guter Sauerstofftransport und guter Abtransport von Stoffwechselschlacken	
deformiert zu klein / zu groß	Hinweis auf Stoffwechselstörungen, Anämieformen	
in Haufen zusammengeballt	Störungen der Sauerstoffverwertbarkeit, Durchblutungsstörungen	
mit Geldrollenbildung	Darmbelastung, evtl. Schreck, Streß, Depressionen, Mineralhaushalt	
in Ellipsoider- oder Zitronenform	Behinderte Leberentgiftung	
in Stechapfelform	Sauerstoffmangel, Beginn größerer Stoffwechselstörungen	
in "Bärentatzenform"	Fettstoffwechsel, degenerative u. entzündliche Erkrankungen	
Die weißen Blutzellen:		
gut geformt und aktiv	Gute Abwehrlage	
deformiert, unrund oder zerstört	Geschwächte Abwehr	
Symbiontenbeurteilung:		
grauweiße Schleier (Protitschleier)	Erhöhung des Blut-pH-Wertes	
Pseudokristalle	Hinweis auf Stoffwechsel bzw. Ablagerungen i. Niere	
Symprotite verstärkt	Eiweißzusammenballungen	
Filite (Fadenformen)	Durchblutungsstörungen, Stauungskrankheiten	
Symplaste	Säure-Basen-Haushalt Durchblutungsstörungen	
Thrombozytensymplaste	Emboliegefahr	
Bakterienformen	Belastung je nach Komplexität und Häufigkeit	

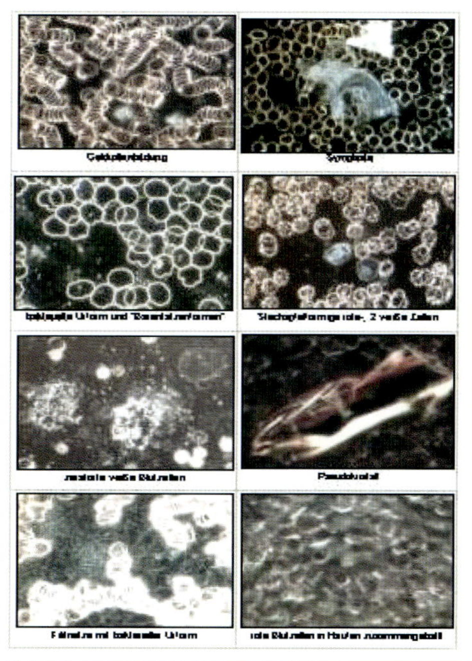

Praxis: Untersuchungsbefunde für Patientenkartei

Patient: ______________________

Ort: ______________________

Datum:

Naturheilpraxis «Am Lehbühl»
Günter Weigel • Heilpraktiker

Am Lehbühl 12
D-79541 Lörrach-Hauingen
Telefon 07621 – 94 92 40
Fax 07621 – 94 92 41

					Dunkelfeld-Vitalblut-Analyse
☐	☐	☐	☐	normal, einzeln, gut sichtbar	guter Sauerstofftransport und guter Abtransport von Stoffwechselschlacken
☐	☐	☐	☐	deformiert zu klein / zu groß	Hinweis auf Stoffwechselstörungen, evtl. Anämieformen
☐	☐	☐	☐	in Haufen zusammengeballt	Störungen der Sauerstoffverwertung, Durchblutungsstörungen
☐	☐	☐	☐	Geldrollenbildung (Darmrollen)	Darmbelastung, evtl. Schreck, Stress, Mineralstoffhaushalt
☐	☐	☐	☐	elliptische oder Zitronenform	behinderte Leberentgiftung
☐	☐	☐	☐	Stechapfelform	Sauerstoffmangel, Stoffwechselstörungen
☐	☐	☐	☐	Bärentatzenform	Fettstoffwechselstörungen, Toxinbelastungen
☐	☐	☐	☐	gut geformt und aktiv	gute Abwehrlage
☐	☐	☐	☐	deformiert oder unreif	geschwächte Abwehr
☐	☐	☐	☐	grauweißer Protitschleier	Erhöhung des Blut-pH-Wertes, gestörter Fettstoffwechsel
☐	☐	☐	☐	Pseudokristalle	Hinweis auf Stoffwechsel, bzw. Ablagerungen
☐	☐	☐	☐	viele Symprotite Schneegestöber	Eiweißzusammenballungen
☐	☐	☐	☐	Filite (Mikadostäbchen)	Stauungskrankheiten
☐	☐	☐	☐	Symplasten	Belastung, Mykoseverdacht, Säure-Basen-Haushalt !
☐	☐	☐	☐	Filitnester	Emboliegefahr
☐	☐	☐	☐	bakterielle Urformen	Belastung je nach Komplexität und Häufigkeit
☐	☐	☐	☐		
☐	☐	☐	☐		

ENTWICKLUNGSGANG von MUCOR RACEMOSUS und ASPERGILLUS NIGER

in der Pleomorphologie nach Prof. Dr. Günther Enderlein

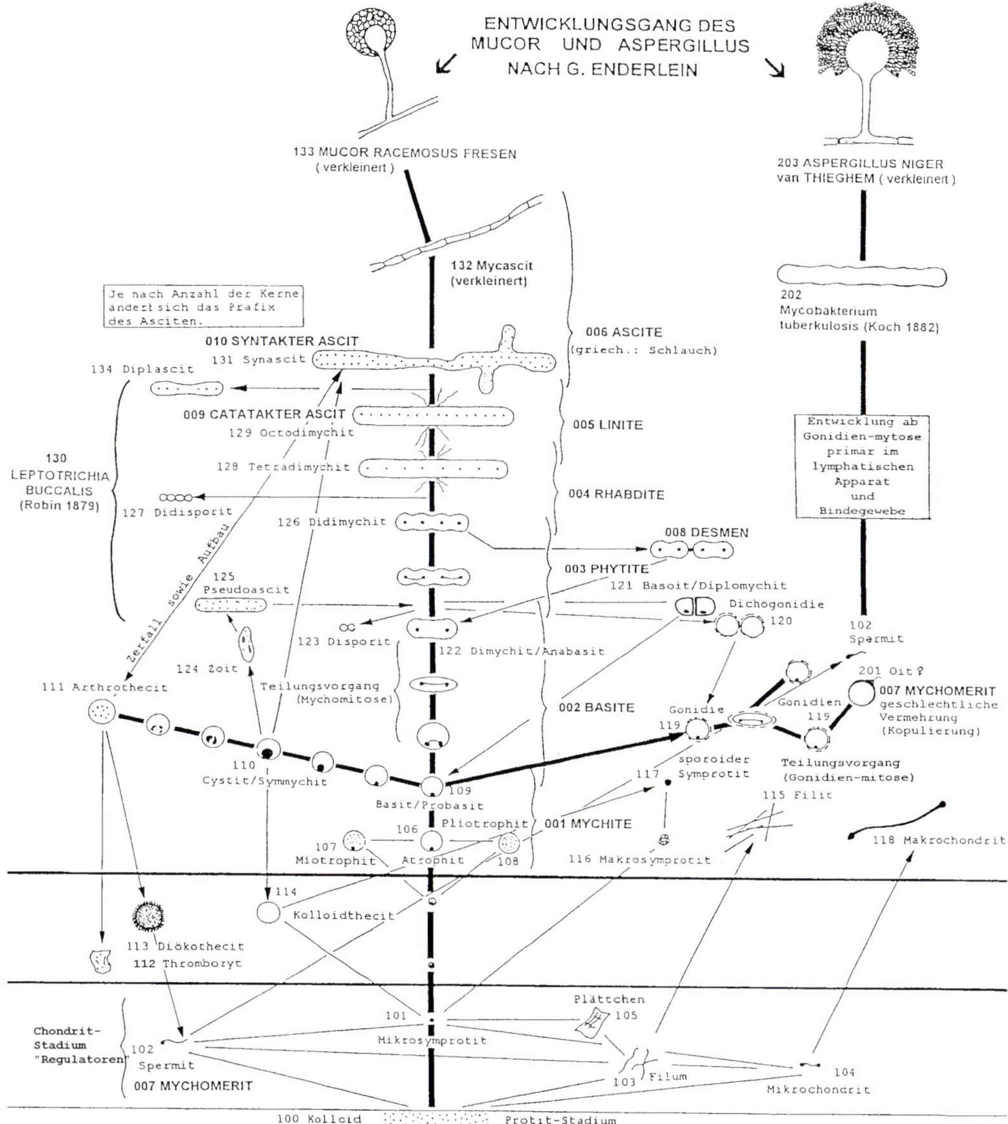

Ausschnitt aus dem ***IG-DF*** - Poster der 3. Auflage 2000.

Die Nummern dienen dem dazugehörenden Text-Bild-Index

Jörg Rinne, Heilpraktiker Weidstr. 10 a D-64560 Riedstadt-Goddelau Tel. +49-(0)6158 - 916649 Mobil: +49-(0)179 - 110 98 39 Email: joerg.rinne@ig-df.de	Joachim Bauer Waldstrasse 17 D-64569 Nauheim Tel. +49-(0)177 - 53 69 528 Email: joachim.bauer@ig-df.de

Seminare

Der Autor veranstaltet laufend Tages-Intensivseminare in Lörrach / Südbaden und an anderen Plätzen in Deutschland, Österreich und der Schweiz, auf Wunsch auch bei Ihnen (mind. 4 Teilnehmer).

Themen:

- **SANUM-Therapie** nach Prof. Enderlein

- **Dunkelfeldmikroskopie** in Theorie und Praxis

außerdem:

- **Fasten für Frauen** und **Wandern, Natur, Kultur** mit Elisabeth Weigel

  an vielen schönen Plätzen in Deutschland und im Ausland:
  Sylt, Hiddensee, Bodensee, Mallorca, Cornwall, Venedig und Dresden/Prag

Bei Interesse setzen Sie sich bitte mit uns in Verbindung.